아무것도
안 해도 ★★★
살 빠지는 책

Daietto Gairai no Nerudake Daietto
Copyright © Keiko Sato 2013
First published in Japan in 2013 by Keizaikai Co., Ltd., Tokyo.
Korean translation Copyright © Nexus Co., Ltd. 2013
Korean translation rights arranged with Keizaikai Co., Ltd., Tokyo Japan

이 책의 한국어판 저작권은 저작권자와의 독점 계약으로 (주)넥서스에 있습니다.
저작권법에 의해 한국 내에서 보호를 받는 저작물이므로
무단 전재와 복제를 금합니다.

아무것도 안 해도 살 빠지는 책

지은이 사토 게이코
감수자 한진규
옮긴이 조미량
펴낸이 임상진
펴낸곳 (주)넥서스

초판 1쇄 발행 2013년 10월 25일
초판 2쇄 발행 2013년 10월 30일

2판 1쇄 인쇄 2017년 1월 1일
2판 1쇄 발행 2017년 1월 5일

출판신고 1992년 4월 3일 제311-2002-2호
10880 경기도 파주시 지목로 5
Tel (02)330-5500 Fax (02)330-5555
ISBN 979-11-5752-994-0 12510

출판사의 허락 없이 내용의 일부를 인용하거나
발췌하는 것을 금합니다.

가격은 뒤표지에 있습니다.
잘못 만들어진 책은 구입처에서 바꾸어 드립니다.

*본 책은 《수면 다이어트》의 개정판입니다.

www.nexusbook.com
넥서스BOOKS는 넥서스의 실용 전문 브랜드입니다.

의지가 약하고 게으른 사람을 위한
최적의 수면 다이어트

아무것도 안 해도 살 빠지는 책

사토 게이코 지음
한진규 감수 | 조미량 옮김

넥서스BOOKS

♦ 머리말

 지금 이 책을 펼친 여러분 중에는 과거에 다양한 다이어트에 도전했던 분이 계실 겁니다. 그리고 지금까지 다이어트를 하면서 이렇게 느낀 적은 없습니까?

- 시작할 때의 의욕이 끝까지 지속되지 않았다.
- 생각 만큼 체중이 줄지 않아 도중에 좌절했다.
- 시작한 지 얼마 되지 않았는데 스트레스가 쌓여 짜증이 났다.
- 체중에 집착하는 자신이 싫어졌다.

 혹시 이런 경험 때문에 다이어트를 도중에 포기했다면 이는 무척 안타까운 일입니다. 모처럼 "다이어트해야지!" 하고 의욕은 충만한데 방법을 잘못 선택했기 때문에 결국 실패한 겁니다.
 정리해 보면 이렇습니다. 왜 지금까지 다이어트에 도전해도 살이 빠지지 않았을까요? 이유는 노력이 부족해서가 아니라 잘못된 방법으로 도전했기 때문입니다.

생각해 보세요. 지금까지 유행했던 다이어트는 실로 다양한 방법을 제시하고 있습니다. 한 가지 식품으로 살을 빼는 다이어트로 '아침 바나나 다이어트'와 '양배추 다이어트'가 있었고, 운동과 호흡법에 집중한 '골반 교정 다이어트'와 '긴 호흡 다이어트'가 유행했습니다. 또한, 하기 쉬워서 인기를 끈 '기록 다이어트'와 '테이핑 다이어트', 강렬한 아이템을 활용한 '빌리부트 캠프 다이어트'와 '승마 다이어트' 등이 있습니다.

대충 떠올려 봐도 이렇게 많은 방법이 있었습니다. 물론 이러한 종류의 다이어트가 모두 잘못됐다는 뜻은 아닙니다. 단지, '해봤지만 살이 빠지지 않았다'면 그 방법은 여러분에게 틀림없이 잘못되었다고 볼 수 있습니다.

하지만 이제 괜찮습니다! 안심하세요!

이 책은 '더 이상 쓸데없는데 노력하고 싶지 않아!', '실패하기 싫어!'라고 하는 여러분을 위해 세상에 내놓은 책입니다. 이 책을 읽으면 지금까지 살이 빠지지 않아 고생했던 사람도 반드시 다이어트 결과에 만족할 것입니다.

비만 환자 3만 명이 다이어트에 성공한 이유

이 책을 쓴 계기는 의사라는 직업을 통해 3만 명이라는 엄청난 인원이 살을 빼는 과정을 직접 눈으로 확인한 데 있습니다.

제가 '다이어트 전문의'이기 때문에 직접 확인할 수 있었습니다. 즉, 살찐 사람의 살을 빼는 것이 나의 일입니다. 아마 '다이어트 외래'가 어떤 곳인지 모르는 사람이 많을 것입니다.

일반적으로 다이어트 외래란 병원 진료과에 설치된 비만을 전문으로 치료하는 외래를 말합니다.

'살이 찐 원인'을 파악하고 거기에 맞춰 치료합니다. 건강 검진에서 대사증후군이나 당뇨병 진단을 받은 사람처럼 살을 빼지 않으면 건강에 이상이 생기는 사람, 즉 '꼭 살을 빼야 하는 사람'이 찾아오는 곳이 다이어트 외래입니다. 다이어트 외래에서는 필요에 따라 균형적인 영양 섭취법과 운동을 지도하기도 합니다. 환자의 생활에 밀착해 확실히 살을 뺄 수 있도록 돕습니다.

다이어트 외래를 방문한 3만 명 이상이 '어떻게 살을 뺄 수 있었을까?' 거기에 비법이 있습니다.

내 환자는 지금까지 유행했던 그 어떤 다이어트 법도 시도하지 않았습니다. 한 가지 음식만 지속적으로 먹거나 특별한 도구가 필요한 운동도 하지 않았습니다.

그런데도 어떻게 살을 뺐을까요?

나는 바로 거기에 '누구든 잘못된 다이어트로 고생하지 않고 반드시 살을 뺄 수 있는 힌트가 있는 것은 아닐까?'라고 생각했습니다. 사실 그 방법은 누구든지 오늘부터 바로 할 수 있는 것이었습니다. 그 방법을 이 책에 소개하겠습니다.

푹 자면 아름답게 살을 뺄 수 있다!

결론은 이렇습니다. 다이어트 외래를 찾은 사람 중 3만 명 이상이 살을 뺀 비결은 바로 '푹 자는 것'입니다.

'잠만 자면 살이 빠진다'는 말을 듣고 지금까지 고통스럽게 다이어트를 해 온 사람은 '절대 그럴 리가 없다', '그런 방법이라면 나는 벌써 살이 빠졌을 거야'라고 생각할지 모릅니다.

하지만 이것은 잘못된 생각입니다. 잠만 잔 사람은 살이 빠지지 않지만 올바른 수면을 한 사람은 확실하게 체중이 변화합니다.

수면을 제대로 하면 체중은 자연스럽게 줄어듭니다. 그리고 한번 건강해지면 몸이 알아서 '자동으로 조절'해 줍니다.

즉, 지속적으로 올바른 수면을 하면 몸이 '살이 빠지는 모드'로 들어간다는 것입니다.

그뿐만이 아닙니다. 무리한 다이어트를 하지 않고 수면으로 살을 빼는 이점은 더 있습니다.

그것은 살이 빠져서 행복해진다는 겁니다. 원래 다이어트의 최대 목적은 체중을 줄이는 것만이 아니라 살이 빠져 행복을 느끼는 것, 그것이 가장 중요하지 않을까요?

예를 들어, 병 때문에 살이 찐 사람도 살을 빼면 건강해져 다시 맛있는 음식을 먹을 수 있어 행복한 나날을 보낼 수 있습니다. 이때 다이어트의 목적은 단순하게 체중 감소뿐만 아니라, 체중을 줄여 즐거운 일상을 보내는 것입니다.

위와 같은 사항이 여러분에게도 해당합니다.

5kg, 7kg 감량이 목적이 아니라
"살 빼서 예뻐졌다는 말을 듣고 싶어."
"살 빼서 좋아하는 옷을 입고 싶어."
"살 빼서 이성으로부터 인기를 온몸으로 받고 싶어."

이러한 부분이 더 중요하지 않나요? 그러기 위해서는 체중을 줄이면서 예쁘게 살을 빼야 합니다. 체중 감소에만 집착한 나머지 정신적인 활력을 잃는다면 주객전도가 되는 것입니다.

"확실히 살은 빠졌지만 이전이 더 예뻐 보여."라는 말을 듣는 사람이 혹시 주변에 있지 않습니까? 그런 사람은 어딘가 피곤해 보이거나 급격히 노화되어 모처럼 살이 빠졌는데도 예쁘다고 말할 수 없습니다.

올바른 수면은 이런 걱정을 모두 없애 줍니다. 매일, 푹 자면 살이 빠지는 것은 물론 아름다워집니다. 예쁘게 살이 빠져 지금보다 훨씬 행복하고 충실한 날들을 보낼 수 있습니다.

"몇 시간을 자면 살이 빠질까?"
"자기 전에 무엇을 하면 살이 빠질까?"
"어떻게 하면 '살 빠지는 침실'을 만들 수 있을까?"
"어떻게 생활하면 '수면'의 질을 높일 수 있을까?"

수면만으로 살 빼는 비법이 가득 담긴 책입니다. 책에서 제안하는 방법 중 하나라도 좋으니 꼭 시도해 보세요. 푹 자고 탄탄하고 멋진 몸을 만들어 보세요.

오늘 밤부터 당장 '수면 다이어트'를 시작해 봅시다!

사토 게이코

◆감수의 글

건강한 삶은 '질 좋은 잠'에서 시작됩니다!

수면의 중요성을 강조하면 수면전문의로 활동한 지 올해로 8년째입니다. 그동안 사회적으로 수면의 질이 중요하다는 인식은 확산되었지만 여전히 잠을 줄여 일해야 한다는 생각에는 큰 변화가 없는 듯합니다. 누구에게나 24시간은 똑같이 주어져 있지만, 얼마나 효율적이고 집중적으로 활용하느냐에 따라 성공과 실패의 모습이 극명하게 나타납니다.

건강한 사람은 대부분 생산적이고 효율적인 잠을 중요시합니다. 이 책은 일반인들이 이해하기 쉽게 수면의 기본 원리와 이유에 대해서 명확하면서도 자세하게 나옵니다. 실제 생활 속에 일어나는 다양한 사례를 예로 들면서 수면 전문의인 내가 말하고 싶은 바를 대신하여 이해하기 쉽게 잘 정리하고 있습니다.

성공적인 다이어트와 건강을 원한다면 잠부터 푹 자야 합니다. 잠은 하루 컨디션의 80% 이상을 좌우합니다. 그렇다면 더 이상 잠을 줄여서 운동 및 다이어트를 할까 고민할 게 아니라 충분히 자면서 건강의 효율성을 높일 수 있는 방안을 강구해야 할 것입니다.

수면에 문제가 있는 사람은 특별한 사람이 아닙니다. 그동안 우리는 육체 피로에 대해 너무나 등한시해 왔습니다. 그 피로의 가장 큰 이유 중 하나가 '만성 수면 부족'이라는 사실을 여전히 모르는 채 절대적인 수면의 양이 모자란 상태에서 살고 있는 것입니다.

이 책의 저자는 수면 메커니즘과 뇌 과학 지식을 바탕으로 수면을 통해 운동법, 식이법, 심지어 약물 사용법까지 수면 효율을 높이는 방법을 제시합니다. 저자가 제시한 수면법을 잘 실천한다면 지금까지와는 전혀 다른 삶이 펼쳐질 것이라 확신합니다. 이 책이 여러분의 꿈과 목표를 이루는데 조금이나마 보탬이 되기를 바랍니다.

서울스페셜수면신경과의원 한진규

차례

머리말 ·004
감수의 글 ·010
마치며 ·182

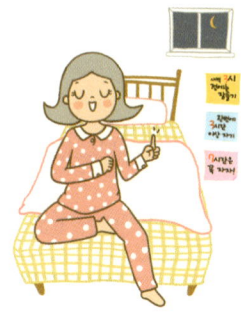

PART 1 올바른 수면을 하면 자연히 살이 빠진다

수면법 01 올바른 수면을 하지 않으면 1개월에 1kg씩 살이 찐다 ·018
수면법 02 예쁘게 살 빼고 싶다면 '3·3·7' 수면 규칙 ·022
수면법 03 잠자기 전 복근 운동은 '살빠지는 수면'을 방해 ·026
수면법 04 잘못된 수면법 때문에 '살찌는 음식'이 먹고 싶다 ·028
수면법 05 '다이어트 호르몬'이 저하되면 몸이 자주 붓는다 ·030
수면법 06 '살은 빠졌는데 10년은 늙어 보인다'면 단백질 부족 ·032
수면법 07 침실이 더럽거나 어수선하면 살 빼기 어렵다 ·036
수면법 08 자기 전에 먹어도 살찌지 않는 3가지 규칙 ·038

수면의 질을 높이는 **15가지 포인트**

수면법 09	잠은 '살 빠지는 체질을 만드는 활동'을 하는 시간 · 044
수면법 10	잠들기 14시간 전부터 '수면' 시작 · 046
수면법 11	오전이라면 잠에서 깬 뒤 다시 잠들어도 괜찮다 · 048
수면법 12	의사도 모르는 '수면압' 진단법 · 050
수면법 13	나이에 따라 수면법을 바꿔라 · 056
수면법 14	불면 해소를 위한 음주는 백해무익 · 060
수면법 15	알람 시계가 아니라 아침 햇빛을 받고 일어나라 · 064
수면법 16	숙면의 적은 컴퓨터와 스마트폰 · 066
수면법 17	수면제로는 양질의 수면을 취할 수 없다 · 068
수면법 18	수면 유도제는 '잠들게 하는 것'이 아니다 · 072
수면법 19	다이어트 호르몬이 잘 분비되는 '수면 환경' 만들기 · 074
수면법 20	침실에는 '국제 기준'에 맞는 공기청정기 · 076
수면법 21	취침 30분 전에 먹어도 괜찮은 음식 · 080
수면법 22	취침 전 운동으로는 '호흡법'이 가장 좋다 · 082
수면법 23	침실에는 식물과 가습기를 두지 않는다 · 084

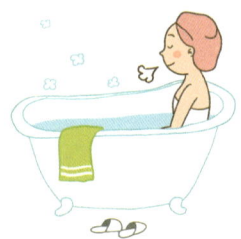
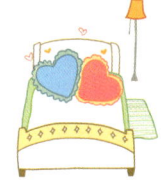

PART 3 이것이 올바른 수면 다이어트이다

수면법 24	취침 전 입욕으로 '심부 체온'을 낮춘다	·090
수면법 25	침실 기후가 알맞을 때 '잠자리'가 편안하다	·094
수면법 26	잠자리는 방바닥에서 30cm 이상의 높이가 좋다	·098
수면법 27	베개는 목을 받치는 것, 까는 이불은 허리를 받치는 것	·100
수면법 28	캄캄한 방에서 잠을 자야 멜라토닌이 분비된다	·104
수면법 29	드로인 호흡 또는 섹스는 다이어트 호르몬을 촉진시킨다	·106
수면법 30	침대는 섹스할 때와 잠잘 때만 사용	·110
수면법 31	잠드는 루틴을 만들어라	·112
수면법 32	'자야 하는데'라고 강박적으로 생각하지 말자	·114
수면법 33	약초·자연의 힘을 빌려라	·116
수면법 34	'식초'는 수면 중 재생을 가속시킨다	·122

PART 4 건강하고 날씬한 몸매를 유지하는 생활 습관

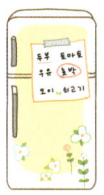

수면법 35 다이어트 중이라도 '지방'을 섭취하자 · 126
수면법 36 복합 탄수화물을 늘리고 단순 탄수화물은 줄여라 · 130
수면법 37 다이어트의 성공 여부를 좌우하는 미량 영양소 · 132
수면법 38 현대인에게 절대적으로 부족한 비타민과 미네랄 · 136
수면법 39 제7의 영양소 '피토케미컬'을 섭취하는 방법 · 140
수면법 40 영양제도 고르는 법이 있다 · 144
수면법 41 물 마시는 방법 하나로 신진대사를 촉진한다 · 150
수면법 42 '좋은 물'을 마실 수 있는 정수기 선택법 · 152
수면법 43 다이어트에 반드시 필요한 디톡스의 목적 · 154
수면법 44 좋은 박테리아를 많이 키우자 · 156
수면법 45 의외로 모르는 '식이 섬유' 관련 지식 · 158
수면법 46 식욕은 의식하면 제어할 수 있다 · 160
수면법 47 편의점에서 간식을 사지 말자 · 164
수면법 48 즐겁게 먹으면 살이 잘 찌지 않는다 · 166
수면법 49 천천히 먹으면 포만감을 빨리 느낀다 · 168
수면법 50 집에서는 채소 위주로 먹고 영양의 균형을 맞춰라 · 170
수면법 51 의사가 만보계를 추천하는 이유 · 172
수면법 52 단시간에 다이어트 효과를 높이는 걷기 · 174
수면법 53 꼭 맞는 옷은 인지성 식욕을 줄인다 · 176
수면법 54 부작용 없이 '체중을 재는' 습관의 위력 · 178
수면법 55 전신 거울은 훌륭한 다이어트 코치 · 180

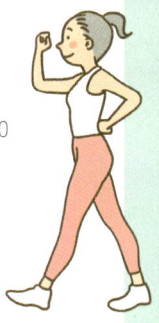

PART 1

올바른 수면을 하면 자연히 살이 빠진다

수면법

01

올바른 수면을 하지 않으면 1개월에 1kg씩 살이 찐다

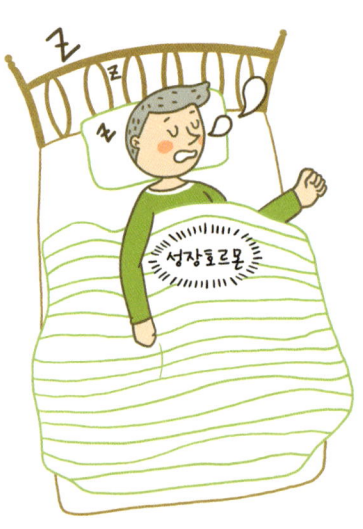

체크 포인트 ✓

☐ 아침부터 나른하고 의욕이 없다.
☐ 수면 시간은 충분한데 피로가 풀리지 않는다.
☐ 전철이나 버스에 앉으면 항상 꾸벅꾸벅 존다.
☐ 아침에 일어날 때 알람 시계 없이 기분 좋게 눈뜬 적이 없다.
☐ 술을 마시지 않으면 잠들지 못한다.

위 항목 중 하나라도 해당 사항이 있는 사람은 깊은 잠을 못 잔다고 할 수 있다. 그것만으로도 몸에 큰 부담이 가는데 그보다 더욱 심각한 문제가 있다. 바로 '숙면을 하지 못하면 쉽게 살이 찐다'는 것이다.

놀랍게도 우리 몸은 잠만 잘 자도 살이 빠진다. 수치상으로 나타내 보면 수면만으로 매일 300kcal를 소비한다.

체중으로 환산하면 1개월에 1kg이고, 6개월 동안 올바른 수면을 하면 실제로 6kg 이상 체중을 감량할 수 있다.

나는 25년 동안 약 3만 명의 비만 환자를 치료했다. 환자 중에 가장 많은 효과를 본 사례가 잠만 푹 잘 수 있도록 했을 뿐인데 짧은 시간에 체중이 줄어든 것이다. 실제로 식단을 제한하거나 귀찮게 섭취 칼로리를 계산하지 않고도 12개월에 10kg 가까이 감량한 환자의 사례를 많이 볼 수 있었다. 쓸데없이 돈을 들이거나 따로 노력하지 않아도 편안하게 수면을 하면 다이어트가 된다니 꿈만 같은 이야기라고 생각할 것이다. 그러나 꿈이 아니다. 수면과 비만은 밀접한 관계가 있다.

그 관계를 파헤치는 열쇠는 '호르몬'이다.

우리가 자는 동안 몸은 쉬기도 하지만 '성장 호르몬'이라는 호르몬을 분비한다. 이 호르몬이야말로 매우 중요하다.

성장 호르몬은 주로 두 가지 역할을 한다.

하나는 피곤한 몸을 본래 상태로 되돌리는, 말하자면 안티에이징 역할을 한다. 수면을 잘할수록 몸은 성장 호르몬으로 채워진다. 그러므로 깊은 수면을 한 다음 날 아침은 피로도 풀리고 피부도 좋아지며 몸도 젊어진다.

성장 호르몬은 한 가지 더 중요한 작용을 한다. 그것이 다이어트 효과이다. 앞에서 '올바른 수면을 하기만 해도 매일 밤 300Kcal를 소비할 수 있다'고 했는데, 이것은 바로 성장 호르몬의 작용 때문이다.

성장 호르몬의 지방 분해력은 하루 약 300Kcal이다. 밥으로 따지면 약 1.5공기, 식빵으로 따지면 2장에 해당하는 칼로리를 소비한다는 계산이 된다.

한편 올바른 수면을 하지 않으면 일반적으로 분비되는 호르몬 양의 70%가 줄어 겨우 30%만 분비된다는 연구 결과가 있다. 이를 단순히 계산하면 하룻밤에 약 200Kcal의 지방이 분해되지 않고 몸에 축적되는 것이다.

따라서 1개월 동안 깊은 수면을 하지 못하면 200Kcal×30일=6000Kcal가 분해되지 않는다.

체중 1kg당 지방은 7200Kcal로 환산할 수 있으므로 1개월에 1kg이 늘어난다는 것은 틀림없는 사실이다.

그러므로 우리의 최대 과제인 안티에이징과 다이어트의 열쇠는 성장 호르몬이다. 성장 호르몬은 '젊음을 되찾아 주는 호르몬'이며 '다이어트 호르몬'이기도 하다. 이것들이 수면과 밀접한 관계가 있다고 알려져 있다.

이제부터는 체내에 있는 '다이어트 호르몬'을 어떻게 활용하면 더욱 효과적으로 아름다운 몸을 만들 수 있는지 자세히 살펴보자.

수면법

02

예쁘게 살 빼고 싶다면 '3·3·7' 수면 규칙

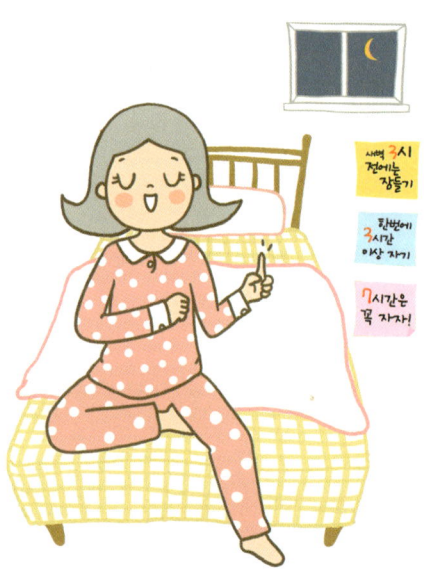

"수면만으로 살을 뺀다니 믿을 수 없어."

아직도 이렇게 반신반의하고 있다면 내가 추천하는 '3·3·7 수면법'을 시도해 보자. '3·3·7'이란 다음과 같다.

> **키포인트**
>
> - 3 … 새벽 '3시'에는 잠들어 있어야 한다.
> - 3 … 잠자기 시작하면 꼭 '3시간'은 잔다.
> - 7 … 하루 총 '7시간' 수면을 목표로 하자.

이러한 수면법은 잠자는 동안 지방 연소 효과를 기대할 수 있는 '다이어트 호르몬'의 작용을 더욱 활성화한다. 특별한 약에 의지하지 않고도 아름답고 건강하게 감량할 수 있는 다이어트의 절대적인 아군이다. 그럼 자세히 살펴보자.

● **새벽 '3시'에는 잠들어 있어야 한다**

우리 몸은 활동기와 휴식기를 한 세트로 생각했을 때 세 가지 생활 리듬에 맞춰 하루 생활을 조절한다. 그 리듬에는 24시간 주기인 서커디안 리듬(circadian rhythm), 12시간 주기인 서커스미디안 리듬(circasemidian rhythm), 90분 주기인 울트라디안 리듬

(Ultradian rhythm)이 있는데, 이들 리듬이 정확히 겹치는 시간대가 새벽 3시 전후이다. 늦은 밤까지 잠이 오지 않는 사람이나 아침에 잘 일어나지 못하는 사람이라도 새벽 3시 전후는 가장 깊이 잠들 수 있는 시간이다.

또한 **다이어트 호르몬은 밤 10시부터 새벽 3시 사이에 가장 많이 분비된다**는 사실이 밝혀졌다. 새벽 3시에 잠들면 아슬아슬하긴 하지만, 그래도 다이어트 호르몬이 분비되는 시간이기 때문이다.

따라서 새벽 3시에 깊은 수면을 하는 것은 몸의 자연스러운 흐름이며, 다이어트 효과도 높은 효율적인 수면법이라고 할 수 있다.

● 일단 잠을 자기 시작하면 꼭 '3시간'은 잔다

다이어트 호르몬은 잠든 지 3시간 후에 한꺼번에 분비되고, 그 뒤로는 거의 분비되지 않는다고 알려져 있다.

수면의 종류는 두 가지로 나눌 수 있는데, 뇌가 정보를 처리하는 렘 수면(REM sleep; rapid eye movement sleep의 약자로 수면의 여러 단계 중 안구가 빠르게 움직이는 시간)과 뇌가 완전히 휴식을 취하는 비렘 수면(non-REM sleep; 렘 수면이 아닌 1~4단계 수면. 안구의 움직임이 거의 없고, 심박률과 호흡이 매우 줄어들고, 깊이 잠드는 상태)으로 나뉜다. 수면을 하는 동안 위의 두 가지 수면을 반복하다가 곧 잠이 얕아지면서 눈을 뜨게 된다. 비렘 수면과 렘 수면의 반복은 한 세트가 약 1시간 반이다. 비렘 수면 중 가장 깊은 수면 상태가 나타나는 것은 처음 두 세트이므로 자기 시작한 지 3시간째는 수면 시간 중에서 매우 중요한 시간대이다.

● **하루 총 '7시간' 수면을 목표로 하자**

건강하고 아름답게 감량하고 싶다면 7시간은 잠을 자야 한다. 최근 '7시간 수면'이 기준이 되고 있다.

수면 시간과 비만의 관계는 미국 콜럼비아대학교(Columbia University)의 논문을 보면 명확해진다. 수면 시간이 7시간인 사람과 비교해 5시간인 사람의 비만율이 52% 높았고 4시간인 사람은 73%나 높았다. 이 자료를 통해 7시간보다 짧은 수면 시간을 취한 사람은 시간이 짧을수록 살찌기 쉽다고 생각할 수 있다.

매일 적정한 시간 동안 수면을 하는 것은 몸과 마음을 건강하게 만드는 기본이다.

'3·3·7 수면법'으로 건강하고 아름답게 감량할 수 있다는 사실을 이해했을 것이다. 오늘 밤부터 바로 실천해 보자!

수면법

03

잠자기 전 복근 운동은
'살 빠지는 수면'을 방해

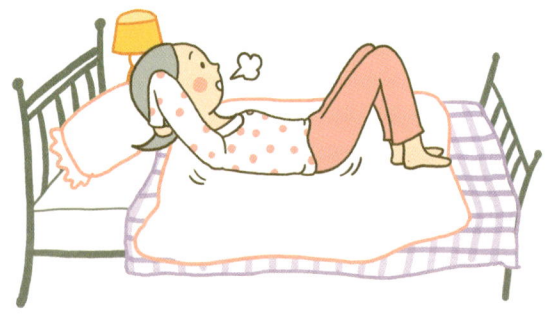

다이어트를 하면서 가장 신경 쓰이는 신체 부위는 어디일까?

사람들에게 제일 먼저 날씬해졌으면 하는 부분이 어디냐고 물으면 남녀를 막론하고 대다수가 주저 없이 '배'라고 말한다.

"그렇다면 뱃살을 빼기 위해 무엇을 합니까?"라고 물으면 이 또한 대다수가 "복근 운동!"이라고 대답한다.

이는 정답이기도 하고, 정답이 아니기도 하다. 복근 운동으로 배에 근육을 만들면 앞쪽에 늘어진 부분이 단단해져 '툭 튀어나온 배'가 쏙 들어간다.

그러나 '취침 전 복근 운동'은 안타깝지만 정답이 아니다.

이유는 격렬한 근육 운동을 하면 자율 신경 중에 교감 신경이 자극을 받아 낮에 활동하는 시간처럼 정신이 또렷해지기 때문이다. 이 때문에 '다이어트 수면'을 방해한다.

숙면을 하기 위해서는 복근 운동과 같은 근육 운동이 아니라 스트레칭이나 요가와 같이 몸을 편안하게 하는 운동이 적당하다.

근육을 풀어 편안한 상태로 깊이 잠들어 다이어트 호르몬이 충분히 분비되게 하자.

수면법

04

잘못된 수면법 때문에 '살찌는 음식'이 먹고 싶다

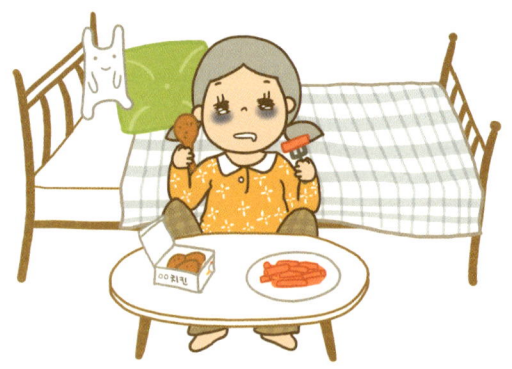

계속해서 잠이 부족하면 '패스트푸드나 인스턴트 같은 정크 푸드 또는 맛이 강한 음식이 먹고 싶다'는 생각이 든다.

이런 경험은 누구에게나 있을 것이다. 이는 의학적으로도 증명된 사실이다.

잠이 부족한 사람은 일반인에 비해 식욕이 증가한다는 실험 결과가 있다. 시카고대학교(University of Chicago)에서는 참가자를 두 그룹으로 나누어 실험을 했다. 이틀에 걸쳐서 한 그룹에게는 10시간 수면을, 다른 그룹에게는 짧게 4시간 수면을 하도록 했다. 그러자 두 그룹의 체내 물질에 명확한 변화가 나타났다.

수면을 4시간밖에 할 수 없었던, 즉 잠이 부족한 그룹은 식욕을 증진시키는 체내 물질이 증가하고 식욕을 감퇴시키는 체내 물질은 감소했다는 자료가 발표되었다.

우리의 뇌는 활발히 활동해야 할 낮에 나른함이나 졸음을 느끼면 이에 저항하려 한다. 그 때문에 자연스럽게 뇌 안에서 식욕이 증가하는 시스템이 작동해 단것이나 강한 맛의 음식을 찾게 된다고 알려져 있다.

이렇듯 수면이 부족하면 식욕이 증진되는 것은 물론 맛이 강하고 살찌기 쉬운 음식을 찾도록 몸이 변화된다.

수면법
05
'다이어트 호르몬'이 저하되면 몸이 자주 붓는다

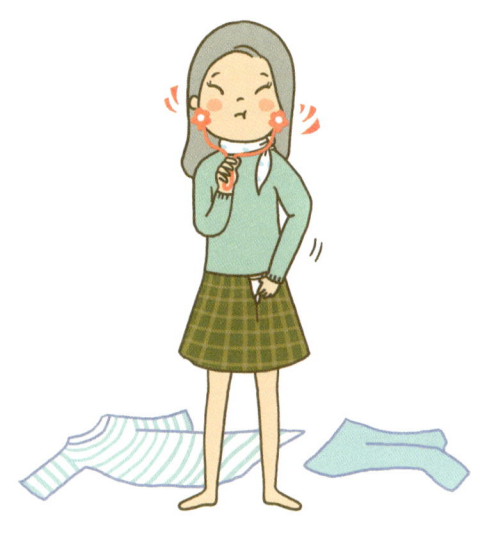

몸이나 얼굴이 자주 붓거나 하면 신경이 쓰인다.

붓기와 비만은 엄연히 다르지만 '몸매를 망가뜨리는 데 한몫한다'는 데에는 모두 동의할 것이다. 손과 발 그리고 얼굴 등에서 붓기가 빠지면 다이어트 효과도 느낄 수 있다.

사실 몸이 붓는 원인도 수면과 관련이 있다.

우리 몸은 왜 붓는 것일까?

몸이 붓는 주요 원인을 간단히 설명하면, 근육이 감소해 신진대사 능력이 떨어지기 때문이다. 즉, 근육이 감소하지 않도록 유지하면 몸이 붓는 것을 막을 수 있다는 뜻이다.

이때도 역시 다이어트 호르몬이 활약을 펼친다. 즉, 운동만으로 근육량이 유지되는 것이 아니라 다이어트 호르몬으로도 붓는 원인인 근육량 저하를 방지할 수 있는데, 호르몬이 그러한 작용을 하기 때문이다.

깊은 잠을 자서 다이어트 호르몬이 충분히 분비되면 근육량이 유지되어 잘 붓지 않는 몸을 만들 수 있다.

수면법

06

'살은 빠졌는데 10년은 늙어 보인다'면 단백질 부족

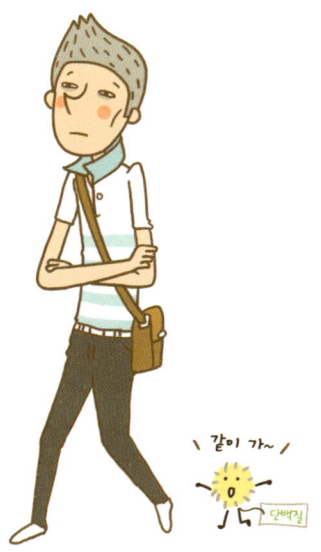

"과일과 과자만으로 점심을 때웠어."

"밥은 먹지 않고 푸딩과 요구르트만 먹고 참았어."

다이어트에 도전한 사람이라면 한 번쯤 이런 상황을 경험해 봤을 것이다.

하지만 이런 방법으로는 섭취 칼로리는 줄일 수 있어도 본래의 목적인 '아름답게 살 빼기'는 실현할 수 없다.

주변에 '확실히 전보다 날씬해졌는데 갑자기 늙어 버린 거 같아.', '살이 빠졌다기보다 수척해진 것 같아.'라고 느껴지는 사람이 있을 것이다. 이것은 잘못된 다이어트 때문에 일어나는 현상이다.

날씬해졌지만 늙어 보이거나 피곤해 보인다면 주객전도이다. 내가 제안하는 다이어트는 단순히 체중 감량이 목적이 아니라 '건강하고 아름답게 살을 빼는 것'이다.

건강하고 아름답게 살을 빼려면 반드시 '올바른 수면'을 해야 한다. 그리고 수면과 마찬가지로 중요한 것이 '음식'이다. 자세한 설명은 PART 4에서 하겠지만, 먼저 무엇을 어떻게 먹으면 좋을지 간단히 살펴보자.

모두 알고 있듯이 건강하고 아름답게 살을 빼려면 균형을 맞춰 다양한 식품을 섭취해야 한다. 그런데 다이어트 중에 특히 부족해지기 쉬운 영양소가 있는데, 그것이 단백질이다.

우리의 몸은 대부분 단백질로 이루어져 있다고 해도 과언이 아니다. 몸 전체를 100%로 생각하면 물이 60%, 단백질이 20%, 지방이 20%를 차지한다. 60%가 물로 이루어졌다고 하면 놀랄지 모르겠지만, 그 물을 단백질이 유지한다.

몸의 형태 대부분을 구성하는 물질은 단백질이며, 단백질은 탄력 있는 몸을 유지하기 위해서 없어서는 안 될 영양소이다.

이러한 단백질은 고기와 생선과 같은 주 요리에 많이 함유되어 있는데, 다이어트 중에는 섭취 칼로리를 억제하기 위해 이러한 식품의 섭취를 제한하기 십상이다. 그러면 윤기와 탄력이 사라져 몸이 건어물처럼 푸석푸석해진다.

더욱이 다이어트에 큰 도움을 주는 다이어트 호르몬의 정체도 단백질이다. '먹는 보정 속옷'이라고도 불리는 양질의 단백질을 음식으로 보충하는 것은 다이어트 호르몬을 만드는 재료를 보충하는 의미도 있다.

단백질은 수면과 식생활 모두를 생각했을 때 없어서는 안 되는 필수 영양소이다. 윤기 있고 탄력 있는 몸매를 유지하면서 아름답게 체중을 감량하려면 단백질을 잘 먹어야 한다.

다이어트 중이라도 똑똑하고 효과적으로 단백질을 섭취하는 비법이 있다.

단백질을 아침저녁으로 한 번씩, 하루에 두 번 섭취하는 것이다.

예를 들면, 아침에는 콩 식품이나 생선과 같이 단백질이 풍부한 아침식사를 한다. 아침밥을 먹지 않는 사람이라면 쉽게 구할 수 있는 분말 단백질을 활용하는 방법도 있다. 분말 단백질을 물에 녹여 마시기만 하면 부족한 단백질을 보충하는 데 도움이 된다.

분말 단백질의 종류는 몸매를 관리하는 용도에 알맞은 것을 사용하기를 추천한다. 100% 식물성 단백질은 이 조건에 만족한다. 자칫 근육 증진용을 섭취하면 의도한 이상으로 근육이 발달할 수도 있으니 주의하자.

저녁에 단백질을 섭취할 때는 시간이 중요하다. 기본적으로 잠들기 3시간 전에 저녁을 먹어 단백질을 섭취하도록 한다.

예를 들어, 밤 12시에 잠든다면 밤 9시까지 단백질을 포함한 식사를 마치자. 그러면 소화 흡수된 단백질이 취침 후 알맞은 좋은 시간에 다이어트 호르몬으로 바뀌어 몸속을 순환한다.

활동할 때도 취침할 때도 조금만 신경 쓰면 아름답게 날씬해질 수 있다.

수면법

07

침실이 더럽거나 어수선하면 살 빼기 어렵다

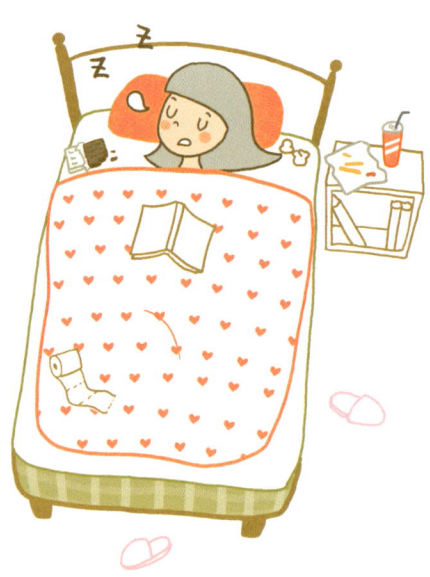

'깔끔한 사람은 살을 빼기 쉽다.'

이것은 사실이다. 청결한 사람은 그렇지 않은 사람에 비해 확실히 살이 빠지기 쉽다. 다음 항목에 해당 사항이 있는지 살펴보자.

체크 포인트 ✓

☐ 침실에 잡화나 인형이 놓여 있다.
☐ 방 청소는 일주일에 한 번 또는 안 할 때도 있다.
☐ 이불을 햇볕에 널어 말리지 않는다. 이불 건조기도 사용하지 않는다.

위 항목 중 하나라도 해당한다면 주의해야 한다. 침실이 결코 청결하다고 할 수 없기 때문이다. 게다가 침실이 더러워 깊은 수면을 못하면 무의식적으로 살 빠지기 어려운 상태가 되어 있을 가능성이 크다.

왜 침실이 청결하지 않으면 수면의 질이 떨어진다는 걸까?

먼지투성이에 곰팡이 냄새가 나는 방과 호수 가까이에 있어 수목에서 상쾌한 바람이 부는 방이 있다고 하자. 같은 수면 시간이 주어진다면, 다음 날 아침 어느 쪽이 기분 좋게 눈을 뜰 수 있을까? 청결한 환경에서 잠을 잘 때 다이어트 호르몬은 충분히 분비되어 다이어트 효과를 기대할 수 있다.

수면법

08

자기 전에 먹어도
살찌지 않는 3가지 규칙

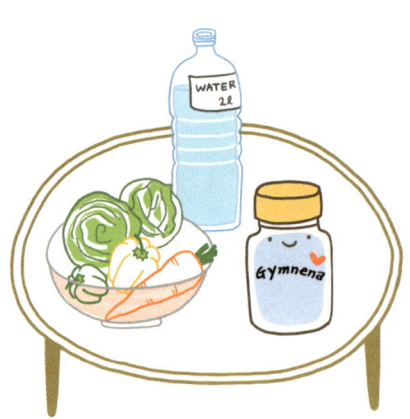

앞에서 '잠자리에 들기 3시간 전에 식사를 마치는 것이 철칙'이라고 말했지만 예외가 있다.

우리 현대인은 생활이 바빠 매일 취침 3시간 전에 식사를 마친다는 것이 간단한 일은 아니다. 직장인들은 회식 때 분위기가 좋아 늦게까지 술을 마시며 안주를 먹거나, 야근 때문에 늦은 시간에 식사하는 일이 자주 생긴다.

더욱이 다이어트를 위해서라고는 하지만 '잠들기 3시간 전에는 절대로 먹지 않을 거야!'라며 고집스러운 규칙을 만들면 도리어 스트레스가 쌓여 정신적으로도 나쁘다.

어떤 규칙에도 예외가 있듯이 다이어트에도 예외가 있다. 가장 중요한 것은 다이어트를 즐기는 것이다. 그것이 다이어트를 오래 지속하는 비결이다.

'밤 늦게 먹어도 살찌지 않는 비결 3가지'를 소개한다.

> **키포인트**
>
> - 물을 하루에 2리터 마신다.
> - 영양제로 칼로리를 억제한다.
> - 채소부터 먹는다.

이 세 가지를 지키면 '잠자리에 들기 3시간 전'에 얽매이지 않아도 안심하고 식사할 수 있으며 취침 중에도 다이어트 호르몬이 잘 분비된다.

● 물을 하루에 2리터 마신다

평소에 되도록 생수에 가까운 미네랄 워터를 하루에 2리터씩 마시는 습관을 들이자. 이는 몸속 노폐물을 밖으로 배출하는 디톡스 효과가 있다. 체내 노폐물을 배출하는 소변과 흡수되지 않은 음식물의 찌꺼기인 변을 빠르게 몸 밖으로 배출하려면 꼭 물을 많이 마셔야 한다.

이것은, 디톡스 역할을 해서 신진대사가 활발해진다. 대사에는 에너지가 필요하므로 '지방을 태우기 쉬운 몸'으로 바뀐다.

● 영양제로 칼로리를 제어한다

밤 늦게 식사할 때는 칼로리를 줄이는 영양제를 활용한다. 탄수화물을 많이 섭취했다면 강낭콩 영양제, 기름진 것을 먹었다면 키토산과 김네마(gymnema; 당살초)가 배합된 영양제를 선택한다.

참고로 영양제는 식물성 원료가 많이 함유된 것을 선택한다. 대부분의 알약 형태의 영양제는 유효 성분이 반 이하에서 10% 정도다. 함유 성분 대부분은 알약의 형태를 만들기 위해 섞는 기타 물질이다. 그렇기 때문에 가능한 한 식물성 원료가 많이 함유되어, 식물 자체에 가까운 것을 선택해야 한다.

● **채소부터 먹는다**

식사 때는 채소나 해조류 또는 버섯과 같이 식이 섬유가 풍부한 것부터 먹는다. 이 방법은 예전에 유행했던 '저 인슐린 다이어트'의 방법과 비슷하다.

밥을 먹은 후 혈당치가 급격히 올라가면 이를 낮추기 위해 인슐린도 급격히 분비된다. 이때 필요 이상으로 분비된 인슐린은 식사하기 애매한 시간에 공복감을 불러일으켜 과식을 유발한다.

인슐린 분비를 억제하려면 밥을 먹기 시작할 때 식이 섬유가 많이 포함되어 혈당치가 낮은 음식부터 먹는다. 쉽게 구할 수 있는 식이 섬유 영양제도 추천할 만하다.

지금까지 소개한 방법은 간단히 실천할 수 있으니 오늘부터 꼭 시작해 보자.

PART 2

수면의 질을 높이는 15가지 포인트

수면법

09

잠은 '살 빠지는 체질을 만드는 활동'을 하는 시간

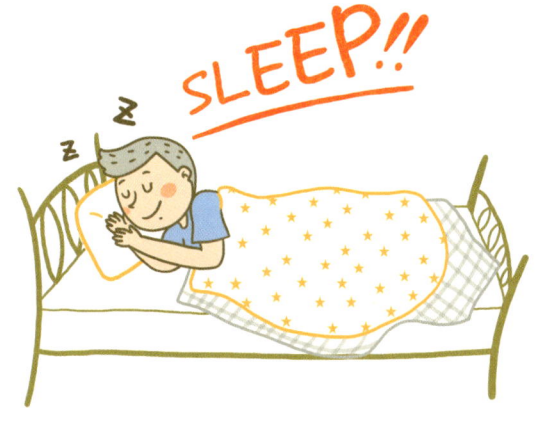

'자는 동안 몸과 마음은 활동을 멈춘다'고 생각하는 사람이 많은데, 이것은 오해이다.

수면 시간은 활동을 정지하는 시간이 아니다. **뇌와 몸 상태를 맑게 되돌리고 다이어트 호르몬을 분비시키는 활동 시간이다.**

이렇게 생각해 보자.

비행기를 오랫동안 연속 운행했다고 하자. 비행 시간을 오래 유지하려고 정비소에서 정비하는 시간을 줄인다면 어떻게 될까? 기체 보수와 정비가 불충분해 곧 대형 사고로 이어질 수도 있는 큰 고장이 날 수밖에 없다.

이와 같은 논리는 인간에게도 적용된다.

비행기 정비소에서 이루어지는 작업은 '쓸모없다'거나 '정지'가 아니라 안전하게 비행하기 위한 '정비'라는 '활동'이다.

오늘부터 '수면 시간은 아무것도 못하는 아까운 시간'이 아니라 **'내일을 쾌적하게 보내기 위해 필요한 밤 활동'**으로 생각하자.

수면법

10

잠들기 14시간 전부터 '수면' 시작

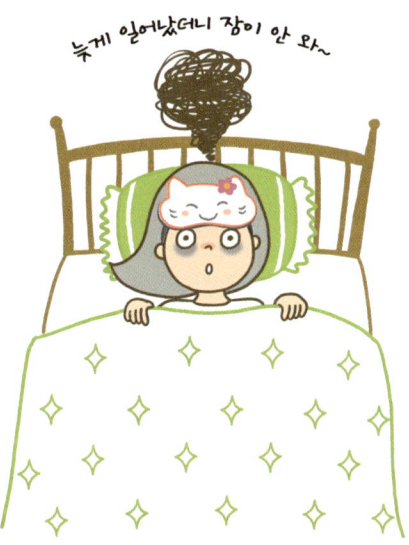

"잠이 잘 오지 않아."

"매일 아침 일어날 때마다 개운하지 않아."

"아침에 잘 못 일어나."

라고 말하는 사람들이 착각하고 있는 것이 있다.

바로 '잠들기 위한 시간'과 '일어나는 시간'을 한 세트로 생각하지 않는다는 것이다. 이런 사람은 아마 밤이 된 뒤에야 잠에 대해 생각하지 않을까?

하지만 뇌는 우리가 잠자는 시간을 생각하기 훨씬 전부터 '오늘의 수면'을 준비하기 시작한다. 의학적으로 그날 밤에 잠드는 태세가 완료되는 때는 빛을 받아 체내 시계가 처음으로 되돌아간 때부터 14시간 뒤라고 알려져 있다.

즉, 밤 12시에 잠들려면 아침 10시에는 일어나서 뇌가 다음 수면을 준비할 수 있게 해야 한다.

우리 몸에는 원래 갖춰진 시스템이 있어, 아침 빛을 받고 나서 14~16시간에 다음 번 수면에 들어갈 태세를 갖추는데, 이것이 자연의 섭리이다.

밤에 잠들고 싶은 시간이 있다면 역으로 계산해서 14~16시간 전에 일어나 움직이면 그날 밤은 푹 잘 수 있고, 다이어트 호르몬도 충분히 분비되어 다음 날 아침 개운하게 눈을 뜰 수 있다.

수면법

11

오전이라면 잠에서 깬 뒤
다시 잠들어도 괜찮다

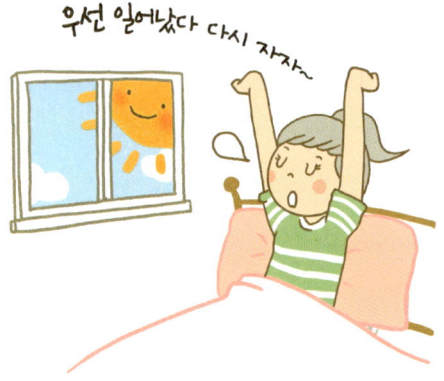

"한 번에 몰아서 자면 안 돼!"

"두 번 자기는 절대 안 돼!"

이렇게 고집하고 있다면 마음을 조금 편하게 먹자. 몰아서 자기와 두 번 자기는 절대 하면 안 되는 일은 아니다. 규칙만 지킨다면 오히려 몸이 편안할 수 있다.

규칙은 매우 간단하다.

키포인트

- 일단 아침에 잠을 깨서 빛을 본다.
- 깨었다 다시 잠들었다면 점심 전에 일어난다.

이 두 가지 규칙을 지키면 몸과 마음이 의외로 상쾌해질 것이다.

일단 아침 해를 쬐면 뇌가 아침이 온 것을 감지하기 시작한 것이어서 점심 전에만 일어나면 자연의 섭리로 14~16시간 뒤인 올바른 주기로 다시 잠들 수 있기 때문이다.

수면 부족으로 괴로워하며 참고 일어나는 것보다 규칙을 지키며 다시 자는 편이 몸에 부담이 적다.

수면법

12

의사도 모르는
'수면압' 진단법

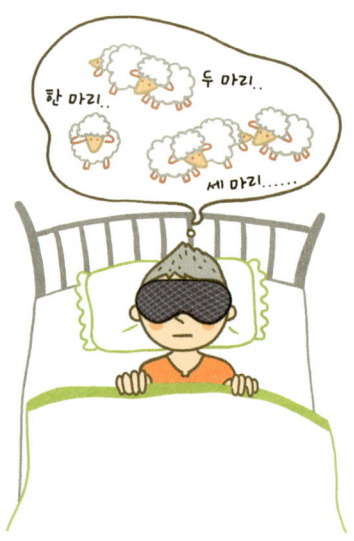

'한국인 4명 중 1명은 수면장애'라고 알려진 후 몇 년이 지났지만 아직까지 수면 부족과 잠이 잘 오지 않아 고민하는 사람으로 넘쳐난다.

자는 동안 다이어트 호르몬이 분비된다는 사실을 알아도, 좀처럼 잠들 수 없다면 다이어트에도 영향을 미치기 마련이다.

그러니 지금부터 자신이 자고 싶은 욕망이 객관적으로 어느 정도인지 자가 진단을 통해 확인해 보자.

체크 포인트 ✓

| 측정 방법 |

0점	졸리지 않다
1점	가끔 잠이 든다
2점	그럭저럭 잠이 든다
3점	확실하게 잠이 든다

다음 항목에 해당되는 점수를 써서 확인한 다음 합계를 내자.

- ☐ 앉아서 책을 읽을 때 (   )점
- ☐ 텔레비전을 볼 때 (   )점
- ☐ 극장 등 다른 사람이 있는 장소에서 아무것도 하지 않고 가만히 앉아 있을 때 (   )점
- ☐ 1시간 연속으로 (운전하지 않고) 차를 타고 있을 때 (   )점
- ☐ 오후에 쭉 누워 있어도 괜찮을 때 (   )점
- ☐ 앉아서 누군가와 이야기할 때 (   )점
- ☐ 점심(알코올류 섭취하지 않은 상태)을 먹은 뒤 가만히 앉아 있을 때 (   )점
- ☐ 차에 탔는데 정체로 차가 몇 분 동안 정지해 있을 때 (   )점

합계	
0~5점	수면압이 0이거나 매우 낮다
6~10점	적절한 정도의 수면압이 걸려 있는 상태
11~20점	수면압 정도가 심한 상태. 수면 부족
21~24점	수면압이 한계에 가깝다. 바로 휴식이 필요한 상태

여러분의 결과는 몇 점인가?

합계점에서 말하는 '수면압'이란 잠들려는 힘을 말한다. 수면압은 자지 않는 한 자연히 내려가거나 하지 않는다.

단지, 수면압이 0이라고 해서 수면 상태가 완벽하다고 할 수는 없다. 앞의 진단을 살펴보면 0점인 사람보다 오히려 6~10점인 사람이 낮에 적절히 활동해 밤에 푹 잠들 수 있다.

수면압이 0이 아닌 사람이 도리어 밤에 깊게 잠든다는 사실은 다음과 같은 실험으로도 밝혀졌다.

미국 메릴랜드 주의 정신과 의사 토마스 웨어는 일출과 함께 일어나 일몰과 함께 취침하는 생활을 몇 개월 동안 진행하는 실험을 실시했다.

피실험자는 오후 5시에 컴컴한 침실로 들어가 다음 날 아침 7시까지 그곳에서 보내야 했다. 텔레비전이나 컴퓨터, 음악과 책은 물론 전화도 없는 어두운 실내에서 14시간을 보내야 하는 상황이었다.

처음 실험을 시작했을 때 피실험자는 할 것이 없어서인지 잘 수 있는 만큼 잤다. 시간으로 따지면 12시간 이상으로, 어두운 실내에 있는 대부분의 시간을 자면서 보냈다.

그러나 실험이 오랜 기간 이어지자 수면 시간은 점점 짧아졌고, 1개월 후에 피실험자는 8시간밖에 자지 못했다.

이 실험을 통해 알게 된 것이 있다.

우리가 필요로 하는 수면 시간은 기껏해야 약 8시간이라는 점이다. 수면압을 0으로 되돌리면 8시간 이상 잠들 수 없다.

단지, 이 실험에는 후일담이 있다.

앞서 소개한 실험에서 피실험자의 수면압은 0이 되었다. 즉, 어떤 상황에서도 졸음을 느끼지 않을 만큼 만족한 수면을 취한 상태이다.

그러나 피실험자는 침대에 누워서도 쉽게 잠들지 못했다. 잠들 때까지 시간이 걸리는 것이다. 더구나 잠자는 도중에 자주 깨는 현상이 일어나기 시작했다.

이것은 숙면을 했다는 만족감을 얻지 못하는 수면법의 전형이다. 즉, 아침까지 푹 잠들기 위해서는 수면 시간이 충분한 것보다 살짝 수면 부족을 느끼는 편이 좋다는 결론이다. 어느 정도의 수면 부족은 수면의 질을 높여 효과적으로 잠들기 위해 필요하다.

이러한 사항을 알고 있다면, 다소 수면이 부족해도 초조해 하지 않고 안심할 수 있을 것이다. 그냥 편안하게 잠들면 그만큼 다이어트 호르몬의 분비도 활발해지기 때문이다.

수면법

13

나이에 따라 수면법을 바꿔라

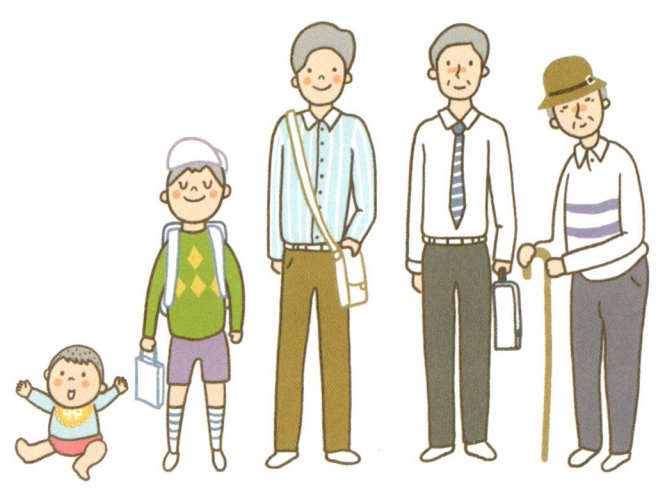

요즘 깊이 잠들 수 없다고 느낀다면 그 원인은 어쩌면 '나이'에 있을지 모른다.

사람은 각자 자신의 나이에 맞는 수면 스타일이 있기 때문이다.

우리의 몸과 마음은 나이가 들면서 바뀌듯 성장과 노화가 진행되면서 수면에도 변화가 생긴다. 나이에 따라 잠들 때까지의 시간과 수면의 지속성, 수면의 깊이 등이 변화한다면 우리도 상황에 맞는 수면법으로 바꿔야 할 필요가 있다.

나이와 함께 수면법이 어떻게 변화하는지 살펴보자.
- 영유아기 : 수시간의 잠들기와 깨기를 반복한다. 성장하면서 점점 수면 시간이 길어진다. 유아기까지는 아직 낮잠이 필요하지만, 초등학교에 들어갈 즈음에는 하루에 한 번, 밤에 잠들게 된다.
- 10대 : 깊은 수면이 오래 지속되어 새벽녘에도 깊은 수면이 찾아온다. 청소년의 수면은 깊고, 매일 '잠에 취해 곯아떨어지는 상태'가 계속된다.
- 20대 : 초반의 깊은 수면과 후반의 꿈을 꾸는 렘 수면으로 구별할 수 있다.
- 30대 이후 : 깊은 수면은 잠든 뒤 3시간에 집중되고 지속 시

간도 짧아진다. 3~4번의 깊은 렘 수면은 잠든 지 3시간 동안에 집중되고 하룻밤 수면을 하면서도 수면의 질에 변화가 나타난다. 이것은 자연스럽게 수면이 성숙해졌다는 것이다.
- 50대 이후 : 깊은 비렘 수면을 유지하는 시간이 짧고 단발적이다. '아침까지 잠깐씩 잠이 깨는 일'도 자주 경험한다. 더욱이 나이가 들면 깊은 비렘 수면 자체가 적어져 도중에 깨는 시간이 늘고 일단 잠이 깨면 오랜 시간 잠들지 못한다.

이와 같이 나이에 따라 수면법은 바뀐다. 그럼 지금 여러분에게 알맞은 수면법은 어떤 스타일이 좋을까?

결론부터 말하면 성인부터 40대까지는 '3·3·7 수면법'이 피로 회복과 다이어트 모두에 적당하다고 할 수 있다.

그렇지만 수면 시간이 부족할 때는 파워 냅(power-nap; 낮잠)으로 보충하는 방법도 있다.

환경에 따라 다르겠지만 가볍게 시도할 수 있는 것이 20분 이내라는 짧은 시간 동안 잠을 자는 낮잠이다. 몸에 힘을 빼고 눈을 감거나, 가능하다면 눕거나 책상에 엎드려서 살짝 잠을 자면 이후 시간은 한동안 활력이 생긴다.

50대 이상이라면 30·40대보다 조금 길게 '30분 이내'로 낮잠을 잔다.

원래 깊은 수면을 취한 후에 눈을 뜨면 누구나 멍한 상태이다. 활동 시간에 자는 낮잠은 되도록 그러한 상황을 피하기 위해 졸린 단계에서 잠을 깨는 방법을 바탕으로 생각해낸 적정 시간이다.

50대 이후가 되면 잠들기까지 대기 시간이 길어지기 때문에 그만큼 길게 자도 좋다는 뜻이 된다.

나이가 들면서 옷과 패션도 바꾸듯이 수면 스타일도 몸에 맞는 것으로 바꾸자. 그것이 언제나 젊음을 유지하면서 건강하게 살을 빼는 비결이기도 하다.

수면법
14

불면 해소를 위한 음주는 백해무익

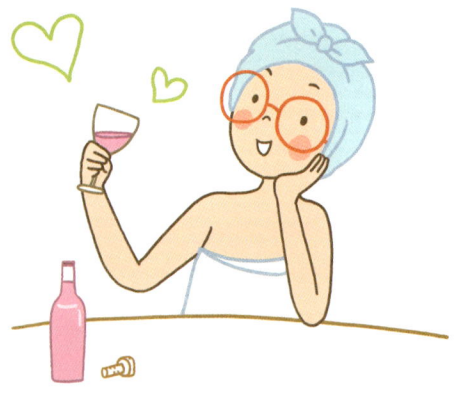

'잠을 푹 자려면 술을 마셔라.'

이 말을 믿고 있다면 지금 당장 생각을 바꾸자. 음주는 건강하고 아름답게 살을 빼기 위한 수면과는 거리가 먼 일이기 때문이다.

국제 학술지 〈Sleep〉에 따르면, 불면증에 시달리는 사람이 그렇지 않은 사람보다 침대에 눕기 30분 전에 술 마시는 횟수가 많았으며, 이들 중 29%는 잠을 청하기 위해 술을 마신다는 연구 결과가 있다. 상대적으로 불면 해소를 위해 의사에게 상담한다는 사람의 비율은 낮았다. 수면에 대해 의사보다 술을 믿는다는 무척 안타까운 결과이다.

술의 주성분인 알코올에는 '각성 수준 조절 작용'이라는 성질이 있어, 기분을 좋게 만들고 활력을 주는 외에도 잠이 잘 오게 만드는 역할을 한다. 또한, 잠들 때까지 시간을 줄이는 작용이 있어 '술을 마시면 바로 잠든다'고 생각하는 사람이 많다.

편안하게 지내고 싶은 밤, 자기 전에 술을 마시고 싶은 마음은 무척 이해한다. 하지만 술을 마시고 잠을 자면 잠든 뒤에 수면 상태에 변화가 오기 때문에 조심해야 한다.

술을 마시면 몸에 어떤 일이 일어날까?

몸속에 술이 들어가면 알코올은 간으로 운반되고, 운반된 알코올은 분해되어 아세트알데히드로 바뀐다. 아세트알데히드에는 각성 작용이 있어 잠이 얕아진다. 술을 마시고 잠든 날 밤에 깨는 이유는 이것 때문이다.

당연한 얘기지만 이런 수면 상태에서는 다이어트 호르몬이 거의 분비되지 않는다. 즉, 알코올은 건강과 미용의 적이라고 할 수 있다.

또한, 알코올을 섭취한 상태에서는 피로가 충분히 풀리지 않은 상태로 아침을 맞이한다. 일단 수면에 돌입하더라도 각성 작용 때문에 얕은 잠을 자게 되는 것이 알코올의 단점이자 특징이다.

그러나 이것보다 더 무서운 사실이 있다.

알코올을 계속 섭취하면 '수면 돌입 작용'은 내성이 커진다는 것이다. 간단히 말하면, 술을 계속 마시면 처음에는 바로 잠들지만 그 효과가 점점 사라진다.

따라서 '지금까지 마셨던 양으로는 잠들지 못하니까'라며 술의 양을 점점 늘리게 되고, 수면뿐만 아니라 건강에도 해를 끼치고 알코올 의존증이 되기 쉽다.

원래 술을 마시고 잠을 자면 잠자는 중에도 간이 활동을 하게 된다. 수면 중에는 몸의 피로를 풀어야 하는 시간인데 '알코올 분해'라는 불필요한 활동을 하게 되고, 몸 상태를 회복하는 데 사용해야 할 힘을 쓸 수가 없다.

잠들기 위한 수단으로 술은 적합하지 않다는 것을 기억하자. 술을 마시고 만취하거나 의식을 잃는 것은 수면이 아니라 마비에 해당한다. 극단적으로는 죽음을 부르기도 하니 주의해야 할 필요가 있다.

술은 어디까지나 스트레스 해소와 몸과 마음을 살짝 풀어 주기 위한 기호품일 뿐 수면과는 관계가 없다. 식사할 때 반주를 즐기거나 술자리와 파티 등에서 친구와 함께 즐기는 것은 인생을 풍요롭게 만드는 중요 요소이다.

술은 침대에 들기 3시간 전까지만 즐기는 방법 등으로 현명하게 접근해야 한다.

수면법

15

알람 시계가 아니라 아침 햇빛을 받고 일어나라

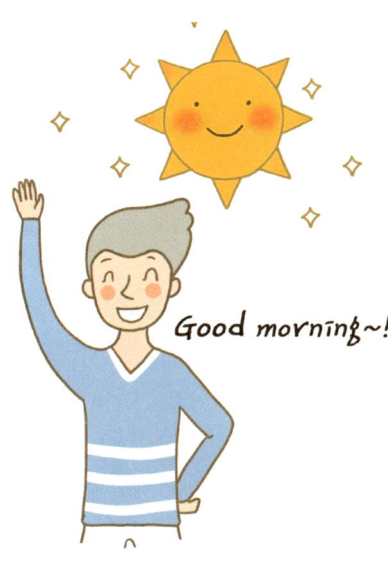

"소란스러운 알람 시계 소리가 싫어."

"매일 아침 놀라며 깨는 게 기분 나빠."

알람 시계 때문에 불만을 토로하는 사람이 많다.

요란한 알람 시계 소리에 아침 잠을 깨는 것에 좀처럼 익숙해지지 않는 사람은 추천하는 방법을 이용해 보자. 그것은 '소리'가 아니라 '빛'을 이용하는 것이다. 쉽게 설명하자면 밤에는 밤답게 실내를 어둡게 만들어 잠들고, 아침에는 빛을 받아 자연스럽게 몸이 반응해 잠에서 깨게 하는 방법이다.

빛을 알람 시계 대신 활용하는 방법은 매우 간단하다.

먼저 밖에서 빛이 들어오기 쉬운 큰 창문이 있는 곳을 침실로 한다. 커튼은 완전히 차광되는 것이 아니라 밤에는 달빛, 아침에는 태양빛이 충분이 들어오는 것이 이상적이다. 현재 차광 커튼을 사용하고 있다면 빛이 들어올 만큼 커튼을 살짝 열어 두고 잠들면 된다.

몸에 불필요한 부담을 주지 않고 기분 좋고 자연스럽게 잠에서 깰 수 있는 방법이다.

수면법

16

숙면의 적은
컴퓨터와 스마트폰

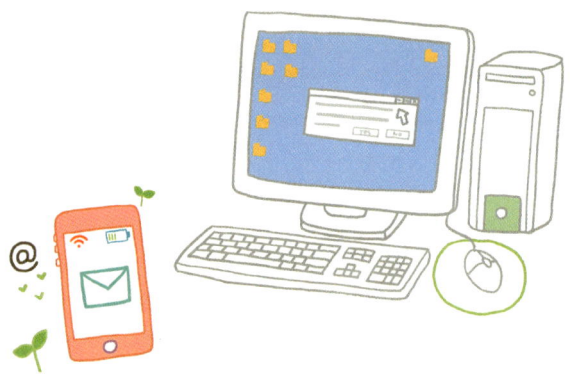

앞에서도 말했듯이 빛과 수면에는 깊은 관계가 있다. 밝기뿐만 아니라 '숙면하지 못하게 하는 빛'이 있다는 사실이다.

수면을 방해하는 빛은 녹색에서 청색 계열 파장의 빛, 즉 블루 라이트이다.

최고의 블루 라이트가 태양빛이라는 사실을 안다면, 블루 라이트 때문에 잠들지 못한다는 말이 이해가 갈 것이다.

밤을 꼬박 새웠어도 아침에 태양빛을 받으면 잠이 깬다. 시차에 적응하지 못할 때 졸려도 밖에 나가 태양빛을 쐬라고 하는 이유는 최고의 블루 라이트, 즉 태양빛의 위력으로 잠을 쫓으라는 뜻이다.

블루 라이트의 효과를 뒤집어 생각해 보면 숙면하기 쉬운 환경을 만드는 힌트가 된다.

먼저 집 거실과 침실에 황색 계열 등과 간접 조명을 설치하고, 자기 전에 컴퓨터나 스마트폰을 사용할 때는 블루 라이트를 차단하는 안경과 필터를 활용하는 등 대책을 세운다.

저녁 이후 시간을 위하여 블루 라이트에 대한 대책을 세우면 더욱 깊은 숙면을 할 수 있는 환경을 만들 수 있다.

수면법

17

수면제로는
양질의 수면을 취할 수 없다

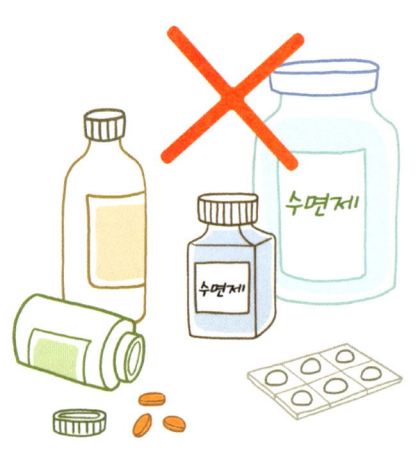

잠들기 위한 마지막 수단으로 수면제가 있다. 수면제는 기본적으로 생활 패턴과 수면 장애 증상에 맞춰 의사에게 처방받아야 안전하다. 하지만 약국에서 처방전 없이 살 수 있는 OTC 의약품(일반 의약품)에도 수면을 돕는 약품이 있어 일상적으로 이용하는 사람들이 있다.

의사는 '잠이 오지 않을 때', '자다가 중간에 깼을 때'와 같이 개인의 증상에 따라 진단하고 처방한다. 수면과 관련된 고민을 구체적으로 의사에게 이야기하고 자신에게 맞는 약을 처방받기를 추천한다.

현재, 시판 중인 수면제에는 4종류가 있다.

● 벤조디아제핀 계열

신경 접합부(synapse)에서 억제 작용을 하는 가바 수용체(GABA receptor)에 효과를 발휘한다. 비(非) 벤조디아제핀 계열과 함께 의사가 처방하는 수면제의 대부분이 이 종류에 속한다. 정신 안정과 근육 이완 작용이 있어서 긴장 때문에 신체가 경직되는 것을 예방한다. **단시간 작용형은 약의 내성이 생기기 쉬우니 만성적으로 장기간 사용하지 않는 편이 좋다.** 1개월 이내로 사용하는 것이 적당하다.

● 히스타민 계열

 감기약이나 꽃가루 알레르기 치료제에 포함되는 성분으로, 콧물과 재채기 같은 알레르기 증상을 멈추게 하면서 잠이 오게 한다. 그래서 히스타민 계열 성분이 포함된 약품 설명서에는 '복용 중에는 운전을 삼가세요.'라는 문구가 표기되어 있다. 약국에 일반 의약품으로 파는 약은 이런 종류이다. 이것들은 본래 수면을 유도하기 위한 약이 아니며 내성도 생기기 쉬워 지속적으로 복용하면 바로 효과를 볼 수 없게 되니 주의하자.

 설명서를 읽으면 '일상적으로 불면이 있는 사람'이나 '불면증 진단을 받은 사람'은 복용을 금지하고 있다. 히스타민 계열의 약을 수면제로 사용할 수 있는 것은 어디까지나 '일시적으로 잠들지 못하는 사람뿐'이다. 그러므로 1주일 이내로만 사용하자.

● 바르비투르산염 계열

 예전에는 수면제 하면 바르비투르산염 계열의 약을 뜻했지만, 지금은 거의 사용하지 않는다. 의존성이 강하고 치료에 필요한 양이 치사량에 가까워 위험하기 때문이다. 수면제는 무섭다는 선입견을 가진 사람은 아마 바르비투르산염 계열의 약을 사용하던 시대의 인상이 남아 있어서일 것이다.

● 비(非) 벤조디아제핀 계열

최근에 개발된 약으로, 벤조디아제핀 계열처럼 가바 수용체에 작용하지만, 엄밀히 따져 벤조디아제핀과 비슷한 구조를 지녔지만 약간 달라 '비(非)'를 붙여 말한다. 내성이 잘 생기지 않아서 요즘에 의사가 처방하는 수면제는 비 벤조디아제핀 계열이 주를 이룬다.

'좋은 약이 있다면 그것을 이용해 수면의 질을 더욱 높여서 효율적으로 자고 싶다'고 생각할지 모른다. 지금까지 이야기한 수면과 다이어트의 관계를 생각하면 수면제를 복용해서라도 수면의 질을 높여 효과를 보고 싶다고 생각할지 모른다.

다만, 뒤척이는 시간 없이 빨리 잠들고 도중에 깨지 않는다고 해도 수면의 질 즉, 수면 구조 자체가 좋아질 것이라고 기대하기 어렵다. 하룻밤에 두 번 정도 얕은 수면이 늘어나는 것, 그것이 현재 수면제의 효과이다.

그러나 불면증으로 고민하는 사람에게는 빨리 잠들고 아침까지 깨지 않고 잘 수 있다는 사실은 충분히 가치가 있다. 만일 '불면' 자체를 고민하는 사람이 있다면 수면제를 막연히 두려워하지 말고 주치의와 상담한 뒤 복용하도록 하자.

수면법

18

수면 유도제는 '잠들게 하는 것'이 아니다

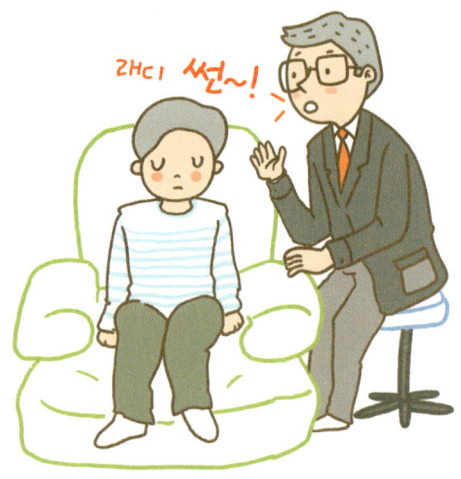

"수면 유도제를 먹어도 효과가 없어요."

이런 상담을 하러 오는 사람이 가끔 있다.

이야기를 들어 보면 현재 복용하는 수면 유도제는 요즘 주류를 이루는 비 벤조디아제핀 계열인데, 과거에 주류를 이루던 수면제의 이미지를 갖고서 효과를 기대하고 있다는 것을 알 수 있다.

과거에 주류를 이루던 수면제의 이미지는 '약을 먹은 다음 이리저리 움직인다. 약의 효과가 나타나기 시작하면 졸려서 참을 수 없으니 비틀비틀할 때를 계산해 침대에 들어간다. 그러면 바로 잠들 수 있다'였다.

그렇지만 이것은 오해이다.

현재 사용되는 수면 유도제는 잠들려는 사람을 돕기는 하지만, 움직이는 사람을 억지로 잠들게 하지는 않는다. 더욱이 수면 유도제의 효과를 반감시키지 않기 위해서는 약을 복용한 후 움직이지 말고 누워 있어야 한다.

수면 유도제는 복용 후 바로 눕지 않으면 최면 작용이 나타나지 않는 약이라고 생각하자.

수면법

19

다이어트 호르몬이 잘 분비되는 '수면 환경' 만들기

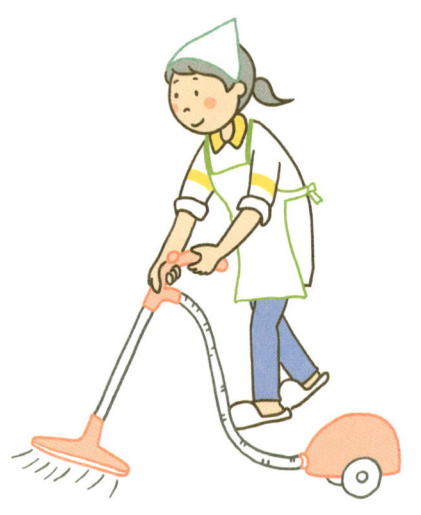

잠자는 환경이 청결해야만 깊은 잠을 잘 수 있다. 즉, 청결하지 않으면 다이어트 호르몬이 충분히 분비되지 않아 살이 잘 안 빠진다.

● 하루에 한 번 가벼운 방 청소
하루에 한 번, 소형 청소기나 휴지로 먼지를 닦아내는 정도로 좋다. 분사해서 먼지를 털어낼 수 있는 간단한 가정용 청소 제품을 이용하는 것도 좋다.

● 일주일에 한 번 가구 청소
베개 커버와 침대 시트는 최소한 일주일에 한 번씩 세탁하자. 항알레르기 효과가 있는 시트나 이불 커버와 같은 기능성 제품으로 침구를 바꾼다면 수면 다이어트를 위한 효과적인 투자가 될 것이다.

● 공기청정기 이용
방 청소와 침구 청소 등이 '귀찮은' 사람에게 특히 든든한 지원군이 될 아이템은 공기청정기이다.

수면법

20
침실에는 '국제 기준'에 맞는
공기청정기

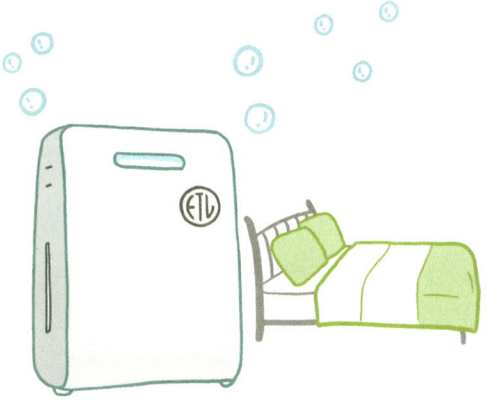

수면을 하는 환경에 따라 피로 회복 효과와 다이어트 호르몬 분비량에 큰 차이가 생긴다. 푹 잘 수 있는 환경을 갖추기 위해 공기청정기를 활용하는 것도 현명한 방법이다.

하지만 시중에 판매 중인 공기청정기도 고가에서 저가까지 무수한 제품이 나와 있다. 가전제품 판매점에서 당황하지 않기 위해서 유효한 공기청정기 선택법을 제안한다.

공기청정기를 사려는 대부분의 사람이 가장 신경 쓰는 부분이 '가격'과 '필터의 입자 제거율'일 것이다. '입자 제거율이 높은데 가격이 저렴하다. 있으면 좋을 것 같은 기능도 있다. 그렇다면 이걸 사자'라는 생각으로 구매를 결정한다는 이야기를 자주 듣는다.
그러나 정작 참고해야 할 것은 '국제 기준'이다. 공기청정기에 국제 기준이 있다는 사실을 아는 사람은 많지 않을 것이다. 예를 들어, 다음과 같은 세 가지 기준이 있다.

> **키포인트**
>
> - AHAM (Association of Home Appliance Manufacturers, 미국 가전 제조사 협회)

- ANSI (American National Standards Institute, 미국 국가 표준원)
- CADR (Clean Air Delivery Rate, 공기 정화량)

AHAM와 ANSI는 가전 제조 업체가 아닌 제3의 기관이 조사한 규격이다. 따라서 공정한 평가를 알 수 있다.

CADR는 '풍량(공기량)×입자 제거율'의 공식으로 산출한 수치이다. 입자 제거율이란 '필터가 이만큼의 입자를 잡는 능력이 있다'는 의미로 즉, CADR란 '1분 동안 공기를 얼마나 깨끗하게 만들어 내보낼 수 있는가'를 표시한 것이라고 이해하면 된다.

하지만 시중에서는 CADR까지 자세하게 표시된 공기청정기를 찾기가 쉽지 않다.

그러므로 CADR를 포함해 좋은 공기청정기를 신경 써서 고르고 싶은 사람은 AHAM의 홈페이지를 참조하자.

영어로 표기되어 있지만, 영어를 몰라도 일람표에서 제품명과 숫자를 보면 된다. 시험적으로 제품 표만이라도 살펴보자. 미국 제품뿐만 아니라 전 세계 제품을 볼 수 있으니 이를 참조해 CADR가 어느 정도인지 확인하자.

홈페이지에 나오지 않은 제조 업체와 제품은 CADR가 밝혀지지 않았다는 뜻이다. **우리가 선택해야 하는 공기청정기는 CADR가 명확한 것**이다. 가능하면 홈페이지에 기재된 것 중에서 고르도록 하자.

AHAM(미국 가전제조사 협회) 홈페이지

http://www.aham.org/

이 밖에도 집 먼지와 꽃가루 알레르기 등 알레르기 때문에 수면에 지장이 있는 사람에게 소개하고 싶은 공기청정기 선택법이 있다. 바로 영국 알레르기 협회에서 인증을 받았는지를 확인하는 것이다.

공기청정기에 영국 알레르기 협회 인증 마크가 있으면 독립적인 연구소에서 실험이 이루어진 제품이라는 뜻으로, 사회적 평가도 상당히 높다.

가격과 제조 업체의 이미지뿐만 아니라, 용도와 목적에 맞춰 공기청정기를 선택해서 사야 후회하지 않는다. 아침까지 피로를 회복하면서 건강하고 아름답게 살을 빼기 위한 장치라고 생각하고 공기청정기를 신중하게 선택한다면 그리 값비싼 투자는 아닐 것이다.

수면법

21

취침 30분 전에
먹어도 괜찮은 음식

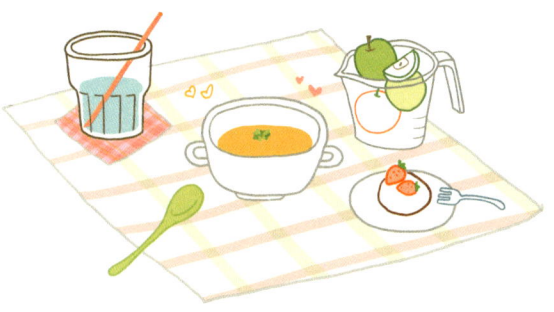

자기 전에 음식을 먹으면 푹 잘 수 없다는 사실은 이제 상식으로 통한다. 다이어트하는 사람이라면 '자기 전에 먹으면 살찐다'는 진리에 가까운 규칙을 지켜야 한다는 것쯤은 충분히 알고 있다.

자는 동안 몸을 쉬게 하고 피로를 충분히 풀고 다이어트에 에너지를 사용하고 싶은 상황인데, 음식을 소화하는 활동을 하게 해서는 안 된다.

자기 전 3시간 이내에는 아무것도 먹지 말아야 피로도 완벽히 풀리고 다이어트도 성공할 수 있다.

그런데도 무언가 먹고 싶을 때가 있다. 이때 취침 시간을 계산해서 가벼운 음식으로 공복을 해소하는 것도 괜찮다. 되도록이면 몸에 부담을 주지 않는 편이 깊은 수면을 할 수 있는 비결이다.

> **키포인트**

- **잠자기까지 1시간 이상 남은 경우**
  일본식 된장국이나 맑은 수프처럼 자극이 적고 소화가 잘되는 음식을 공복의 70% 정도만 해소할 만큼 먹는다.
- **30분 이내에 잠들 경우**
  기름기 없는 수프(맑은 수프)나 허브티를 공복의 60% 정도 해소될 만큼 먹는다.

수면법

22

취침 전 운동으로는 '호흡법'이 가장 좋다

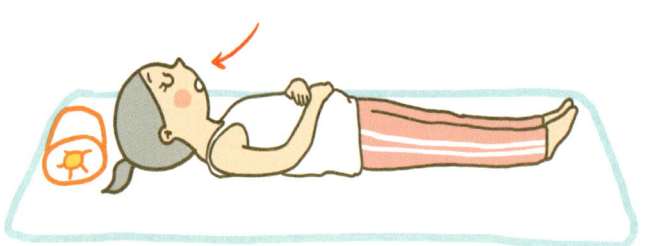

운동 부족인 사람과 몸을 움직이기 싫어하는 사람은 꼭 읽어 보기 바란다.

깊이 잠들고 다이어트 호르몬을 많이 분비시키기 위한 간단한 취침 전 운동이 있다.

운동 전에 먼저 '물'을 충분히 마시자. 여기에서 말하는 것은 '수분'이 아니라 '물'이라는 것을 명심하자. 물에 대해서는 PART 4에서 자세히 설명하겠지만, 취침 전에는 자극이 없고 미지근한 정도의 실온과 체온 사이의 물이 이상적이다.

그리고 가장 이상적인 운동은 몸과 마음을 편안하게 하는 요가나 스트레칭이 좋지만, 단순하게 '호흡법'만 충실히 해도 배가 들어간다. 배를 집어넣는 호흡법으로 좋은 것이 '드로인 운동'이다. 방법에 대해서는 PART 3에서 자세히 설명하겠다.

심한 근육 트레이닝이나 호흡이 가빠지는 운동은 몸이 활동적으로 바뀌기 때문에 좋지 않다.

호흡법을 하면 배를 집어넣는 효과뿐만 아니라 정신을 안정시키는 작용도 해서 취침 전 운동으로 최고라고 할 수 있다.

수면법

23

침실에는 식물과 가습기를 두지 않는다

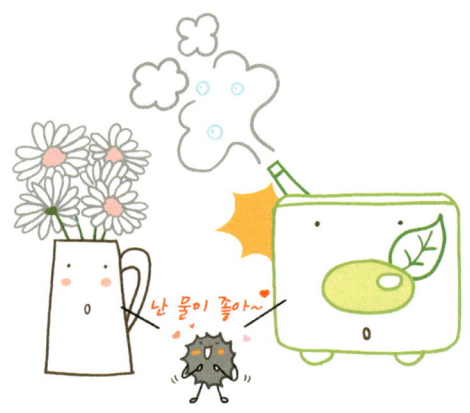

"잠을 푹 자는 데 기본은 편안한 침실 환경을 조성하는 거예요. 그래서 항상 좋은 향이 나는 생화 꽃병을 침실에 둡니다."

"겨울에는 목이 건조해지기 쉬워서 잘 때도 쾌적한 환경을 만들기 위해서 침실에 가습기를 둡니다."

기분 좋은 수면 환경을 만드는 기본이라고 생각하겠지만, 이것은 해서는 안 되는 대표적인 일이다.

요즘에는 침실에 생화를 두면 좋지 않다는 인식이 많이 퍼졌다. 실제로 병원에서도 문병 갈 때 주의할 점으로 생화를 가져오지 말라는 항목이 추가되었다. 그 이유는 화병에 있다.

꽃병 속의 물은 매일 갈지만, 정작 화병 자체는 자주 씻지 않는다. 꽃병은 꽃이라고는 하지만 생물이 담겨 있는 그릇이기 때문에 곰팡이나 잡균과 같은 미생물이 번식하는 온상이 된다. 꽃 자체에도 작은 벌레가 있을 수 있다.

그렇기 때문에 침실에 생화를 놓으면 안 된다. 그래도 꼭 놓고 싶다면 적어도 자는 동안만이라도 밖에 내놓는 것이 숙면을 하기 위한 새로운 기준이 되고 있다.

마찬가지로 '물'이라는 의미에서 침실의 가습기도 이에 해당

된다.

가습기의 물을 자주 교환하는 사람이 과연 몇 명이나 될까? 용기에 물이 없어지면 거기에 물을 덧붓고 있지 않은가? 아마 대부분이 이렇게 행동할 것이다.

또한, 가습기 용기를 매일 세제로 정성껏 닦아 쓰는 사람도 거의 없다.

그래서 가습기 안의 물은 꽃병과 마찬가지로 곰팡이와 잡균 등 미생물의 번식지가 될 가능성이 크다.

자는 동안 미생물이 섞인 수증기를 들이마신다고 생각해 보자. 두렵지 않은가? 물론 이와 같은 환경에서는 깊이 잠들 수 없고, 다이어트 호르몬 분비량도 줄어든다.

혹시 가습기를 애용한다면 앞으로 꼭 두 가지 사항을 지키자.

하나는 매일 사용하는 식기와 마찬가지로 세제로 매일 씻을 것, 그리고 또 하나는 가습기 이외의 방법으로 가습하는 것이다. 가습기를 사용하지 않고 방을 가습하는 방법으로 빨래를 방에 너는 것이 있다.

막 세탁을 마친 빨래는 청결하다. 그리고 한 번 빨래가 마르면 더 이상은 습기를 내뿜지 않는다. 그래서 자는 동안 수증기가 과잉으로 나와 결로될 위험도 줄어든다.

청결한 비누 향이 나고 적당한 습도를 유지한 침실에서 기분 좋게 깊이 잠들 수 있다.

한 가지 주의할 점은 같은 빨랫감을 반복 사용해서 널지 않는 것이다.

예를 들어, 매일 밤 같은 수건을 반복해서 물만 적셔 널면 청결하지 않다. 항상 막 빤 세탁물을 침실에 널도록 해야 한다.

돈을 들이지 않고 번거롭지 않은 방법으로 실천할 수 있는 친환경적 지혜라고 할 수 있다.

PART 3

이것이 올바른 수면 다이어트이다

수면법

24

취침 전 입욕으로
'심부 체온'을 낮춘다

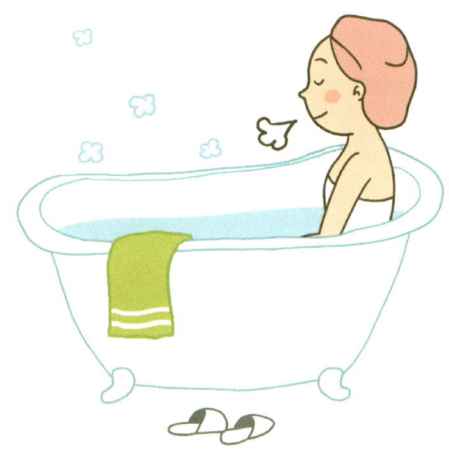

자기 전 입욕은 기분 좋게 푹 자기 위한 철칙이다.

최근에는 '입욕보다 샤워가 빠르고 청소도 편하다'는 이유로 샤워만 하는 사람이 늘고 있다.

하지만 깊은 수면으로 다이어트 호르몬 분비를 촉진시키려면 뜨거운 물에 몸을 담그는 것이 좋다. 최소한 손발만이라도 3분 정도 따뜻한 물에 푹 담가서 따뜻하게 만들자.

취침 전 입욕이 깊은 수면으로 이어지는 이유는 '심부 체온'에 있다.

일반적으로 '체온'이라고 하면 겨드랑이 밑에 체온계를 넣고 재는 표면 체온을 생각한다. 이에 반해 심부 체온이란 내장의 체온을 말한다. 우리 몸은 밤에 심부 체온이 내려가면 잠이 오게 되어 있다.

입욕이 심부 체온을 낮추는 원리를 간단히 살펴보자.

따뜻한 물에 들어가면 몸 표면이 따뜻해지고 혈액 순환이 원활해진다. 그러면 몸 표면에서 열이 나고, 표면 온도는 따뜻한 채로 몸 중심부의 체온 즉 심부 체온이 내려간다. 이것이 입욕 후에 심부 체온이 내려가는 원리이다.

참고로 심부 체온이 낮아지는 현상을 일상에서도 실감할 수 있다. 잠이 올 때 손발을 만져 보자. 아마 평소보다 따뜻하다고 느껴

질 것이다. 이는 몸이 잠들기 위해서 표면으로 열을 내보내면서 심부 체온을 낮춘다는 증거이다.

반대로 손발이 차가우면 잠이 잘 오지 않는다. 심부 체온이 낮아지지 않으면 잠 촉진기가 작동하지 않는다.

다음으로 '다이어트 호르몬'을 분비하는 효과적인 입욕법에 대해 구체적으로 살펴보자.

이상적인 방법은 취침 1시간 전에 '미지근한' 정도인 38~40도 물에 적어도 10분 동안 편안하게 몸을 담근다.

입욕은 몸과 마음을 편안하게 하기 때문에, 평소의 스트레스도 해소할 겸 욕조에 몸을 푹 담그는 것이 좋다.

주의할 점은 지나치게 뜨거운 물에 장시간 들어가지 않는 것이다. 뜨거운 물에 들어가면 피부에 부담을 주기 때문이다.

또한 활발히 활동할 때 작용하는 교감 신경이 자극을 받는 것도 이유 중 하나이다.

교감 신경이 자극을 받으면 잠이 오기는커녕 잠이 깨 오히려 오랜 시간 동안 잠들지 못할 수 있다. 목욕물은 가능한 한 미지근하게 맞추자.

입욕이 번거로워 샤워만 하는 사람도 꼭 손발은 따뜻하게 담그는 습관을 들이기 바란다. 이때도 입욕과 마찬가지로 욕탕이나 속이 깊은 대야 등에 39~42도의 물을 넣고 3분 동안 손과 발을 교대해 가며 천천히 따뜻해지도록 담근다. 잠이 안 오는 밤에도 간편히 할 수 있는 방법이다.

밤에는 미지근한 물로 잠을 부르고 자연스럽게 잠들어 다이어트 호르몬을 충분히 분비한다. 그리고 아침에는 뜨거운 샤워로 몸 전체를 상쾌하게 깨우자.

이것이 다이어트를 돕는 방법이다.

수면법

25

침실 기후가 알맞을 때 '잠자리'가 편안하다

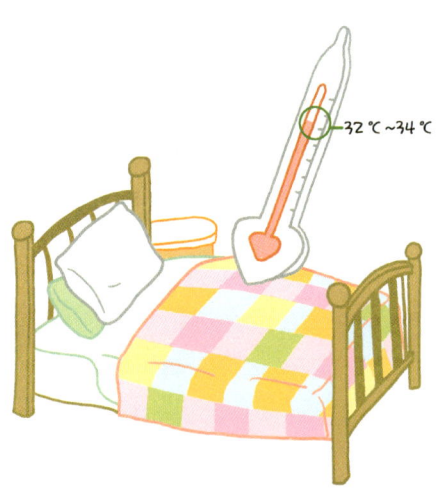
32°C ~ 34°C

수면은 환경에 무척 민감해서 사소한 외적 요소에도 많은 영향을 받는다. 예를 들어 똑같이 쾌적한 실내에 있어도 '방바닥에 아무렇게나 쓰러진 채로 잠들어 아침을 맞이한 사람'과 '아침 햇살과 향이 나는 포근한 이불에서 아침까지 잘 잔 사람' 양쪽이 잠에서 깼을 때의 개운함은 다르다.

또한 다이어트 호르몬 분비량에도 명확히 차이가 난다.

잠잘 때 환경 외에도 수면에 영향을 미치는 요소가 있다.

'잠자리 기후'가 그것이다. 잠자리 기후란 잠잘 때 자신과 직접 닿는 가까운 공간의 상태를 말한다. 쉽게 설명하면 이불 안의 온도와 습도를 말한다.

잠자리 기후에 따라 수면의 깊이가 달라진다. 더운 여름밤에 머리부터 이불을 뒤집어쓰고 자려고 해도 잠들지 못하는 이유는 잠자리 기후가 적합하지 않기 때문이다.

그렇다면 이불 속 습도와 온도가 어느 정도여야 기분 좋게 잠들고 다이어트 호르몬이 충분히 분비될까?

의외로 적절한 잠자리 기후 수치는 명확히 밝혀져 있다. 이불 속 최적 온도는 32~34도, 최적 습도는 40~60%이다.

먼저 적정 온도에 대해 설명하자면, 우리가 아무것도 걸치지 않아도 편한 온도는 29도이다. 수면 중에는 심부 체온이 내려가 밖으로 열을 내뿜는다. 몸에서 나온 열은 침구로 옮겨지고 몸을 보호하기 위해 몸 주변 온도를 체온보다 조금 낮은 32~34도로 유지한다.

적정 습도인 40~60%는 몸에서 증발한 수분과 실내 환경이 어우러진 결과이다. 참고로 잠자는 몸에서는 하룻밤에 1컵 정도의 땀이 흐른다.

잠자리 기후가 유지되면 '잠자리가 편안하다'고 느낀다. 이불이나 침대 시트의 종류, 잠옷 등의 조합에 따라 다르지만 '편안한 잠자리' 환경은 질 좋은 수면을 하기 위해 반드시 필요한 조건 중 하나이다. 즉, 수면을 하는 동안 다이어트 호르몬도 활발히 분비된다는 뜻이다.

에어컨이나 난방에 의존하는 계절에 잠자리 기후를 균형 있게 유지하려면 주의해야 할 점이 있다.

여름에는 에어컨이나 선풍기, 가습기를 틀 기회가 많다. 이때 기기에서 나오는 바람이 몸에 직접 닿지 않도록 주의하고, 타이머 기능도 활용하자. 취침에 들어가고 3시간 후에는 타이머 스위치가 꺼지도록 설정하는 것이 바람직하다.

타이머 기능을 사용하지 않고 밤새 바람을 쐬면 아침에 일어났을 때 몸이 축 늘어질 수 있다. 이러면 다이어트 호르몬을 분비하기는커녕 푹 잔 것 같아도 피로가 제대로 풀리지 않았다는 뜻이니 주의하자.

또한 겨울에 **춥다고 '방을 따뜻하게 해야겠다'며 난방을 뜨끈뜨끈하게 가동하는 것은 결코 좋은 생각이 아니다.** 지나치게 따뜻한 방은 오히려 잠자리가 불편할 수 있다.

겨울에는 자기 전에 방을 따뜻하게 만들고 이불에 들어가 난방 스위치를 끄는 정도가 알맞다.

되도록 기기에 의존하지 말고 체온과 침구로 잠자리 기후를 조절하자. 그러면 계절과 환경에 따라 미세하게 몸 상태를 조절할 수 있게 될 것이다.

수면법

26

잠자리는 방바닥에서
30cm 이상의 높이가 좋다

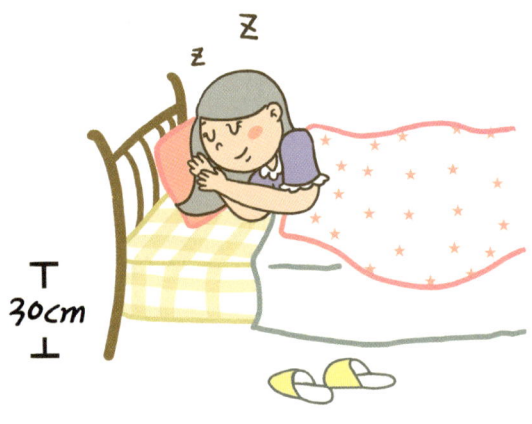

높은 곳에서 자는 편이 낮은 곳에서 잘 때와 비교해 다이어트 호르몬이 활발히 분비된다.

이유는 '공기 오염' 때문이다.

공기는 시간이 지나면 탁해지기 마련이다. 실내 알레르기의 원인이 되는 물질이나 먼지, 입자 등은 공기에 떠 있지만 시간이 지날수록 점점 아래로 내려가 모인다.

대체적으로 방바닥에서 약 30cm까지 높이가 가장 오염 농도가 높다고 한다. 이불을 깔고 자는 사람에게 30cm는 바닥에서 얼굴 높이에 해당한다. 피로를 풀기 위해 수면을 하는 동안 흡입하는 공기가 방에서 가장 오염된 공기라면 큰 문제가 아닐 수 없다.

가능하면 침대를 놓거나 매트리스를 겹쳐 깔아 잘 때 얼굴 위치가 방바닥에서 30cm 위에 놓이게 해야 한다.

방 구조와 넓이 때문에 침대를 놓기 어려울 때는 공기청정기를 활용하는 방법도 있으니 안심하자.

수면법

27

베개는 목을 받치는 것, 까는 이불은 허리를 받치는 것

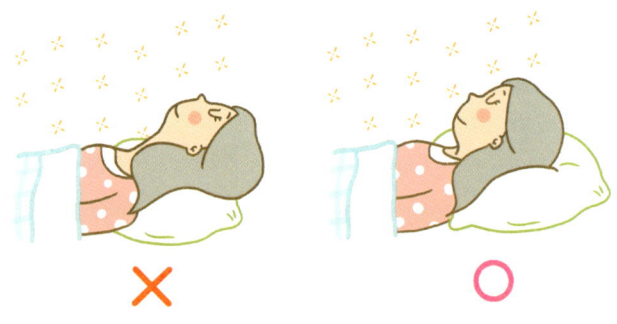

"아침에 눈을 뜨면 어깨가 아파요."
"수면 시간은 충분한데 허리가 뻐근해요."

이런 증상을 겪고 있다면 그 원인은 이불이나 베개와 같은 침구에 있을지도 모른다. 자신에게 맞는 침구로 바꾸기만 해도 순식간에 푹 잠들게 되는 사람이 많으며, 다이어트 호르몬 분비도 기대할 수 있다.

자신에게 맞는 침구를 선택하는 비결은 다음과 같다.

● 베개 선택 포인트는 '높이'

많은 사람이 '베개는 뒷머리를 얹고 자는 것'이라고 착각하는데, 잘못된 생각이다. 뒷머리를 베개에 얹으면 목이 앞으로 기울어져 고개를 숙인 형태가 되고, 목에 무리가 가서 숙면을 할 수 없다.

평소 두 다리로 서서 생활할 때 머리와 목은 자연스러운 S자 곡선을 그린다. 따라서 잘 때도 S자 곡선을 유지하면서 눕는 것이 바람직하다.

S자 곡선을 유지하면서 누우면 뒷머리는 밑을 향해 내려온 상태가 되고 목과 까는 이불 사이에 틈이 생긴다. 이때 베개로 목을

받치면 편안함을 느낀다.

최근에는 가운데는 움푹 들어가고 주변 부분이 높은 베개도 판매되고 있다. 위를 향해 누우면 뒷머리가 패인 곳에 들어가고, 자다가 몸을 뒤척여 옆으로 누워도 볼 부분을 확실히 받치는 상품이다.

또한, 베개 크기에도 신경 써야 한다. 너무 작은 베개를 사용하면 몸을 뒤척였을 때 머리가 베개에서 떨어질 염려가 있다. 따라서 호텔에 있는 것처럼 큰 베개가 이상적이다. 여기에 폭신한 정도가 위를 향하든 옆을 향하든 목 주변을 받치는 강도가 있는 것이 가장 좋다.

베개 소재에 따라 형태가 변하는 것도 있으니, 구매할 때 직접 사용해 보고 선택하자.

● **까는 이불은 허리를 균형 있게 받칠 수 있는 것**

딱딱한 소재의 이불이나 '얇은 이불'은 허리에 부담을 준다. 등과 엉덩이 등 몸 뒤쪽의 튀어나온 부분에 압력이 집중되어 허리가 뜨기 때문이다. 허리에 부담을 주는 것은 물론이고 등이나 엉덩이의 혈액 순환 장애를 불러 숙면을 할 수 없다. 따라서 다이어트 호르몬도 분비되기 어렵다.

그렇다고 너무 부드러운 이불을 사용하면 몸이 이불에 푹 파묻혀서 답답해지니 좋지 않다.

그럼 어떤 이불을 선택해야 깊은 숙면을 할 수 있을까?

이때도 베개를 고를 때처럼 S자 곡선을 생각해 선택하자. 베개를 고를 때는 머리와 목의 S자 곡선을 생각했지만, 이불을 고를 때는 척추의 S자 곡선을 참고한다.

우리의 몸은 등과 엉덩이는 뒤로 향하는 곡선, 허리는 앞으로 향하는 곡선을 그린다. 위를 향해 누웠을 때도 이 자세를 유지해야 한다.

몸을 뒤척여 옆으로 누웠을 때는 옆에서 봤을 때 척추가 똑바로 뻗어야 바람직하다.

이런 조건을 따지면 자신에게 꼭 맞는 침구를 고를 수 있다. 자신에게 맞는 침구는 숙면과 다이어트를 촉진시키니 지금보다 훨씬 신중하게 골라야 한다.

수면법

28

캄캄한 방에서 잠을 자야 멜라토닌이 분비된다

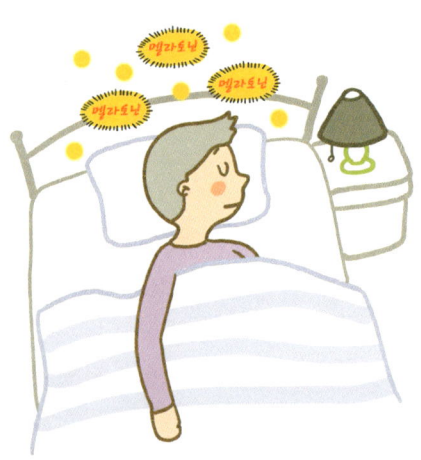

각자 잠들 때를 떠올려 보자.

체크 포인트 ✓

- ☐ 방의 불은 모두 끈다.
- ☐ 작은 전구라도 켜고 잔다.

밝은 빛이 있는 환경에서는 깊은 수면을 취할 수 없고 다이어트 호르몬도 분비되기 어렵다. 그 이유는 다이어트 호르몬과는 다른 '멜라토닌'이라는 호르몬 때문이다.

멜라토닌은 잠을 유도하는 역할을 한다. 잠들려 할 때 뇌 안에서 멜라토닌이 듬뿍 분비되어 빠르고 기분 좋게 깊은 잠에 빠진다.

멜라토닌이 효율적으로 분비되는 밝기는 0.3럭스다. 일반적으로 형광등을 켠 방의 밝기가 300럭스 이상이므로, 0.3럭스 정도면 캄캄하다는 것을 짐작할 수 있다. 참고로, 방의 밝기가 30럭스 이상이면 멜라토닌 분비량이 줄어 잠도 잘 오지 않는다.

잘 시간이 다가오면 먼저 간접 조명으로 방을 어둡게 하고 잘 준비를 하자. 그 다음에 잠드는 시점에 작은 전구까지 끄면 깊은 수면을 할 수 있다.

수면법

29

드로인 호흡 또는 섹스는 다이어트 호르몬을 촉진시킨다

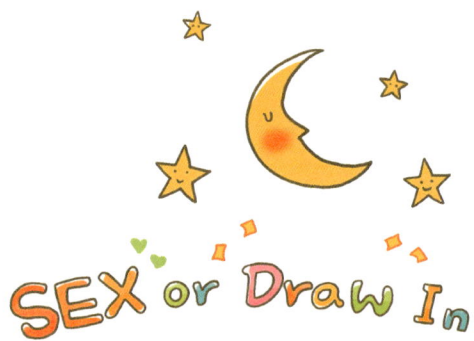

수면의 질을 높이는 방법의 하나로 '사이 좋은 파트너의 존재'도 꼽을 수 있다. **다이어트 호르몬을 충분히 분비하면서 잠들기 위한 최고의 운동이 바로 섹스이기 때문이다.**

1994년 이탈리아에서 개최된 '유로 슬립 학회'라는 수면 연구 학회에서 '쾌적한 수면을 위한 가장 효과적인 방법은 취침 전 섹스'라는 연구 결과가 발표되었다. 섹스를 하면 활동 스위치가 켜짐에서 꺼짐으로 바뀌어 잠들기 쉽다고 한다.

더욱이 여성은 섹스할 때 옥시토신(Oxytocin; 자궁 수축 호르몬)이 분비된다고 알려져 있다. **옥시토신은 '신뢰 호르몬', '애정 호르몬'이라 불리며 마음이 편안해지는 작용을 한다.** 이에 따라 정신이 안정되는 효과가 있어 편하게 잠들 수 있다.

섹스 후에는 수면이 깊고 안정되어 다이어트 호르몬이 활발히 분비되어서, 다이어트에 최고로 좋은 조건을 만족한다.

그렇다면 혼자 자는 사람은 어떻게 할까? 독신인 사람에게 추천하고 싶은 것은 PART 2에서도 나왔던 **드로인 호흡**이다. 드로인(draw in)이란 복식 호흡으로, **이너 머슬(inner muscle; 심층근)에 효과를 발휘**하는 호흡법이다.

드로인 호흡 방법은 간단하다.

먼저 가슴과 배 경계에 있는 횡격막이라는 근육을 느껴 보자.

횡격막은 단순한 막이 아니라 근육이다. 이 횡격막과 집어넣고 싶은 아랫배를 의식하면서 다음과 같은 방법으로 호흡한다.

키포인트

- **1단계** : 양발을 어깨 넓이로 벌리고 선다.
- **2단계** : 양손을 배꼽보다 아랫배에 댄다.
- **3단계** : 횡격막을 내린다고 생각하며 코로 크게 숨을 들이마신다.
  이때 배가 불룩해지면 제대로 하고 있다는 증거이다.
- **4단계** : 아랫배에서 횡격막을 올려 입으로 숨을 끝까지 내뱉는다.
  양손으로는 배가 제대로 움직이는지 확인한다.
  아랫배가 들어가는 것을 느낀다.

아랫배가 잘 움직이지 않는 사람은 드로인 호흡 전에 '괄약근(항문) 조이기'를 해 보자.

'괄약근을 꽉 죄듯 닫는다' 또는 '배뇨를 멈춘다'는 느낌으로 아랫배에 집중하자. 골반 밑을 받치는 근육을 조이면 그와 함께 아랫배 근육도 사용하기 쉬워진다.

참고로 '괄약근 조이기'는 겉으로는 운동하는 티가 나지 않기 때문에 낮에 전철 안이나 마트 계산대에 서서 기다릴 때 등 간단히 할 수 있다.

이 밖에도 누워서도 호흡법으로 배를 집어넣을 수 있다. 위를 향해 누워서 할 뿐, 기본 방법은 서서 하는 드로인 호흡과 같다.

신경 써야 할 것은 숨을 완전히 내쉬었을 때 등쪽 허리 부분이 바닥에서 떨어지지 않고 조금 앞으로 구부러진 상태인지를 확인하는 것이다. 이로써 배가 들어갔는지 알 수 있다.

파트너가 있는 사람은 섹스, 없는 사람은 호흡법으로 취침 전에 마음을 편안하게 만들자. 그러면 자는 동안 다이어트 호르몬이 듬뿍 분비될 것이다.

수면법

30

침대는 섹스할 때와 잠잘 때만 사용

"침대에 누워도 좀처럼 잠이 오지 않아요."라고 고민을 토로하는 사람이 많다.

생활이 불규칙한 사람은 취침이 습관화되지 않아 아주 피곤할 때까지 잠들지 못하는 경향이 있다.

그렇다고 무리해서 자지 않고 버티면 생활에 지장이 오고 항상 피로가 쌓여 식욕만 늘어난다.

이것이 수면의 질이 떨어지면서 비만이 되는 이유이다.

우리가 몸 안의 '수면'과 '각성'을 전환하는 스위치를 잘 조절하려면 어떻게 하면 좋을까?

'침대 사용은 섹스와 잠잘 때만'이라는 규칙을 정한다. 침대에 누워 잠들지 못하고 괴로워하는 시간이 길어지면 '침대=불면으로 고통받는 시간'이라는 좋지 않은 조건 반사가 형성된다.

이를 방지하기 위해서라도 잘 때나 섹스할 때 이외에는 침대를 사용하지 않는다. '침대=섹스 또는 침대=수면'으로 습관을 들이면 건강한 조건 반사가 머릿속에 입력된다.

수면법

31

잠드는 루틴을
만들어라

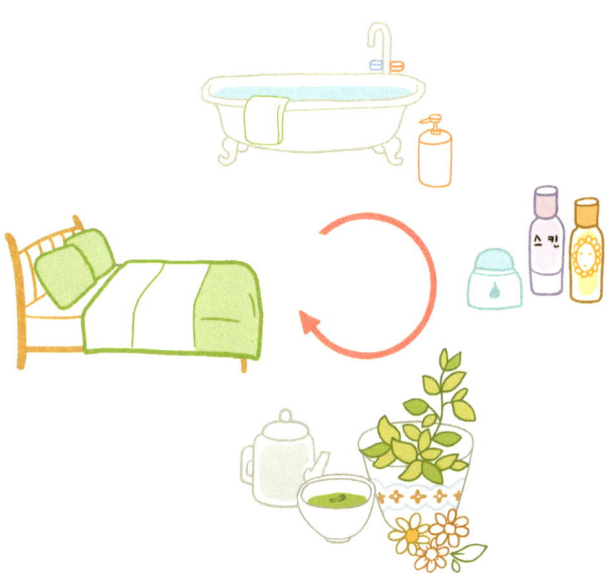

잠을 푹 자기 위해서 자신만의 '취침 의식'을 갖는 사람도 있다. '이걸 하면 반드시 잠이 온다'는 의식을 만들어 두면 수면에 대한 불안도 해소된다.

스포츠 선수도 이와 비슷한 행동을 한다. 이를 '루틴'이라고 하는데 일정한 동작이나 행동의 흐름을 반복하는 것을 뜻한다. 일정한 과정이 있는 행동과 동작을 하면 자연스럽게 집중력이 높아진다. 루틴 동작이 뇌의 무의식적인 부분을 목적대로 움직이게 하는 것이다.

루틴은 야구 선수 스즈키 이치로와 골프 선수 타이거 우즈도 활용하고 있다. 스포츠 선수는 집중력을 높이고 힘을 최대한 발휘하기 위해서이지만, 이 루틴을 수면에도 적용할 수 있다.

예를 들어 '입욕 → 피부 손질 → 허브티 마시기 → 잠자리 들기'라는 행동을 반복하는 것만으로 잠들기 위한 마음의 준비가 끝나는 루틴이 형성된다.

루틴은 사람에 따라 각각 다르니 자신이 즐길 수 있는 방법을 만들어 보도록 하자.

수면법

32

'자야 하는데'라고 강박적으로 생각하지 말자

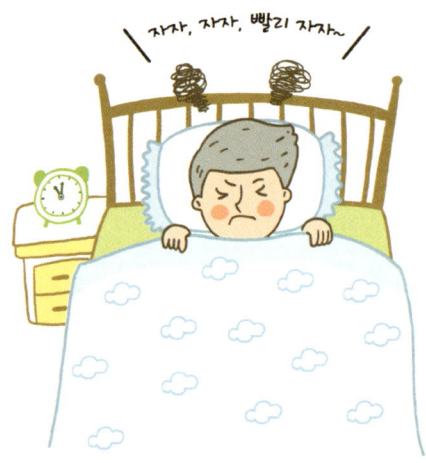

잠들지 못하는 압박감은 경험한 사람이 아니면 알 수 없을 정도로, 본인에게는 생각 이상으로 고통스럽다.

'자야 한다'고 생각할수록 더욱 잠이 오지 않는데, 걱정하지 않아도 된다. 괜찮다. 여러분은 반드시 잠들 수 있다.

'하루나 이틀의 불면은 나중에 몰아서 자면 된다'고 유연하게 생각하자.

잠들지 못하는 상태가 영원히 계속될 리 없다. 어느 순간 반드시 뇌에서 '강제 종료' 명령이 떨어진다.

예를 들어, 밤을 새운 다음 날 전철에서 '깨어 있어야 해!'라고 생각해도 좌석에 앉자마자 잠드는 것과 비슷하다. 수면 박탈은 의지만으로는 지속되지 않는다.

쭉 깨어 있다가 서서히 잠이 오는 현상을 전문가는 '수면압이 높아졌다'고 표현한다.

잠이 오지 않는 날이 이어진다고 해도, 어느 순간 수면압이 높아지는 것을 느꼈다면 그대로 누워서 쉬어도 좋고, 어두운 방에서 빈둥빈둥해도 좋다. 자신에게 가장 편한 방법으로 잠에 빠져들 수 있으면 된다.

수면법

33
약초·자연의 힘을 빌려라

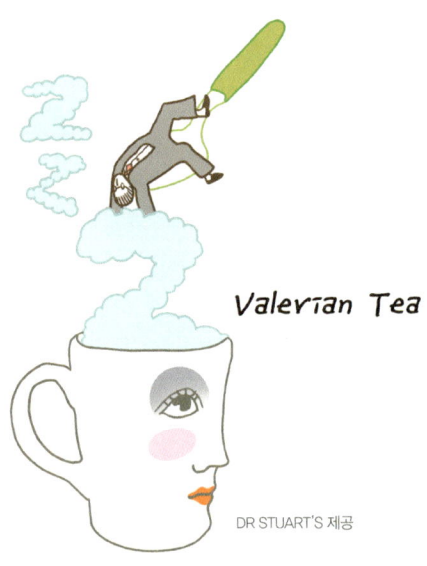

Valerian Tea

DR STUART'S 제공

다이어트 호르몬을 제대로 분비시키며 깊이 잠들기 위해 활용하기에 좋은 것이 아로마를 함유한 약초의 힘이다. 아로마 테라피라고 하면 "귀찮겠다!", "돈이 많이 들지 않아?"라고 생각할지 모르지만, 한번 경험하면 그 즐거움과 매력에 푹 빠지고 만다.

긴장 완화, 편안한 취침 효과가 있다고 일컬어지는 아로마 테라피에는 어떤 것이 있을까? 일반적으로 허브 계열, 시트러스(감귤) 계열, 수목 계열의 향에 진정 작용이 있다고 한다.

또한, 자기 전에 복용하면 편하게 잠드는 데 효과적인 약초도 있다. 이런 약초를 사용해 수면 중 피로를 풀어 주는 자연 요법을 잘 활용하면 깊이 잠들 수 있고 결과적으로 수면 효율이 높아진다.

수면 효율이 높아지면 다이어트 호르몬도 나오기 쉬워서 건강하고 아름답게 살을 뺄 수 있다.

숙면을 위해 아로마 지식을 습득해 수면의 효율을 높이자.

숙면을 도와준다는 주요 아로마에 대해 소개한다.

● 발레리안(Valerian)

한국명은 서양쥐오줌풀이다. 천 년 전부터 진정제로 사용된 역사를 가진 허브이다.

22~55세 남녀에게 발레리안을 2주간 투여하니 숙면에 이르

기까지 시간이 짧아졌으며 깊은 수면 시간 자체도 늘어났다는 보고가 있다.

또한, 잠들기 30분 전에 발레리안을 복용하면 수면약과 비슷한 수면 촉진 효과를 보였다는 연구 결과도 나와 있다. 이 밖에도 근육의 긴장과 통증, 궤양, 떨림 등에도 효과가 있다고 알려져 있다. 수면을 방해하는 신경통, 근육통, 편두통, 류마티스성 동통, 하지 불안 증후군, 여성 월경전 증후군으로 고생하는 사람은 일반적인 진정제보다 안전하게 사용할 수 있다.

● 레몬밤(Lemonbalm)

잎을 비비면 산뜻한 레몬향이 나는, 향이 좋은 허브이다.

레몬밤은 수백 년 전부터 진정제로 사용되어 왔다. 이에 더해 현재 강한 항산화 작용, 궤양 치유 촉진 작용, 동통 개선 작용, 항바이러스, 항균 작용 등이 있는 것으로 알려졌다. 수면 중 피로 회복과 감염 예방에 딱 적합한 허브이다.

● 라벤더(Lavender)

편안한 잠을 유도하는 것으로 소문난 허브이다. 대학생의 수면 중 뇌파를 조사한 연구에서 라벤더 향을 맡고 비렘 수면이 늘었다는 보고가 있다.

영국의 병원 시설에서는 불면으로 고민하는 고령자에게 라벤더 향을 맡게 했더니 밤에 불안감이 사라져 편한 밤을 보낸 경우도 있다. 편안하게 잠자기 위해 말린 라벤더를 방에 걸어 두는 장면을 외국 영화 등에서 종종 볼 수 있다.

● 호프(Hof)

맥주의 원료로 유명하지만, 맥주에는 알코올이 들어 있어 맥주를 마셔서는 수면 다이어트의 효과를 볼 수 없다. 그러니 반드시 호프를 사용하자. 부드러운 진정 작용이 있어 다른 허브와 함께 자주 사용된다.

또한, 독일에서는 불안과 불면 치료에 권장하는 허브이기도 하다.

● 시더우드(Cedarwood)

사찰의 향으로 사용되는 신비로운 수목향이다. 편백나무 향을 맡으면 마음이 안정되고 편안해지는 걸 느낀다.

수면 전후 2시간 동안 향을 맡게 한 대학생의 수면 중 뇌파를 측정한 연구 결과를 보면, 특히 잠들 때까지의 시간이 짧아졌다는 보고가 있다.

● 캐모마일(Chamomile)

대지의 사과라고 불리면서 과일 향내가 나서 잠들기 전 허브티로 자주 이용된다.

불면증인 쥐에게 먹이는 실험에서 최면 작용이 있다는 것이 밝혀졌다. 이 밖에도 항불안 작용, 진정 효과가 높으며 뚜렷한 수면 촉진 효과가 인정되고 있다.

● 녹차 테아닌(Theanine)

녹차를 마시고 마음이 편안해지는 걸 느낀 적이 있을 것이다. 녹차에는 여러 가지 성분이 있는데, 녹차의 맛을 내는 것이 테아닌 성분이다.

건강한 남성을 대상으로 실험한 결과, 테아닌은 잠들 때까지의 시간을 단축하며 도중에 잘 깨지 않는다는 사실이 밝혀졌다. 수면 효율이 개선되어 잠에서 깨면 상쾌함이 느껴지기도 한다.

중년 여성의 경우, 부교감 신경 활동이 높아지고 교감 신경 활동이 억제되는 것이 확인되었고, 역시 일어났을 때 이전보다 피로가 훨씬 회복되었다고 한다.

차로 마시면 카페인도 함께 섭취해 잠이 오지 않을 수 있다. 차에서 추출한 테아닌을 음료 형태로 만든 영양 보조 식품을 **자기 전에 섭취하면** 가장 효과가 높다.

수면법

34

'식초'는 수면 중 재생을 가속시킨다

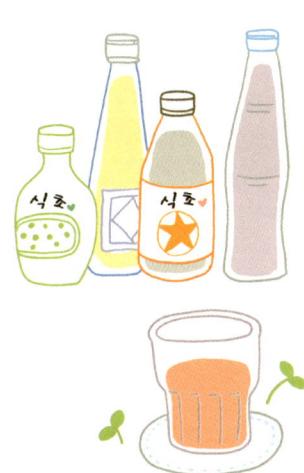

'수면의 질은 상당히 좋아졌는데, 지금보다 더 개선시키고 싶다.'

수면의 질이 더욱 좋아지길 바란다면 해야 할 일이 있다. 자는 동안 더욱 젊어지고 날씬한 몸을 만들 수 있는 마법의 아이템을 도입해 보자.

마법의 아이템이란 바로 '식초'이다.

'식초'에는 사람에게 유효한 효능이 가득 들어 있다. 대표적으로 항균 작용, 젖산 분해를 통한 피로 회복, 콜레스테롤 저하 작용이 있다.

일본 내 식초 업체의 연구 결과를 보면 실제로 내장 지방 저하, 중성 지방 저하, 고혈압 환자의 혈압 강하, 혈당치 상승 억제가 보고되었다.

그러나 '식초'는 자극이 강해서 치아를 녹일 수 있으니 절대로 원액으로 마시면 안 된다. 또한 칼로리를 줄이기 위해서는 감미료 없이 희석해서 마시든지, 저칼로리로 조절한 음료를 선택해서 마셔야 한다.

마시기 쉬운 '식초'로 과실초와 와인 비네거가 있다. 와인 비네거에는 폴리페놀(polyphenol)도 풍부해 자는 동안 피로를 회복할 수 있어 일거양득이다.

PART 4

건강하고
날씬한 몸매를 유지하는
생활 습관

수면법

35

다이어트 중이라도 '지방'을 섭취하자

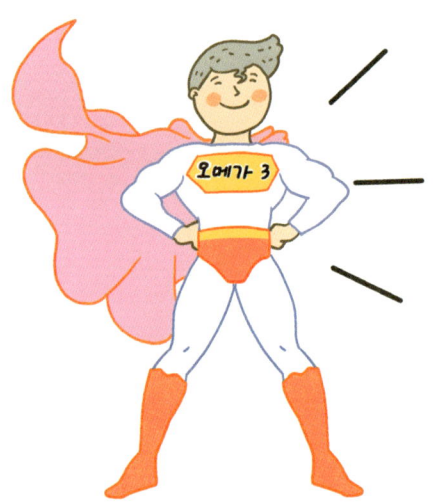

건강하고 아름다운 몸을 만들 때 필요한 3가지 요소는 '공기·물·영양'이다.

이 중 하나라도 빠지면 윤기 있고 탄탄한 몸을 만들 수 없다. 특히 활동하는 시간대에는 '영양'에 신경을 써야 한다. '다이어트 중이니까 음식 섭취를 자제해야지'라며 스스로 제약을 만들어, 생각지도 않게 부족해지는 영양소가 있는데, 바로 '지방'이다.

'다이어트 중에 밥 먹을 때 기름기 있는 것은 빼는 게 기본'이라는 잘못된 상식이 퍼져 있는데, 이는 완전히 잘못된 오해이다. 우리 몸은 60%가 물, 20%가 단백질이며 나머지 20%는 지방이다. 지방은 세포막과 일부 호르몬의 원료로 필수 불가결한 영양소이다. 또한, 뇌는 구조적으로 고형 부분의 대부분이 지방으로 이루어져 있다.

지방이 악역으로 취급받는 이유는 칼로리가 높다는 점뿐만 아니라 에너지를 효율적으로 쌓아 두는 특징 때문이다.

원시 시대에 혹독한 추위와 기아에도 사람이 살아남을 수 있었던 것은 지방을 몸에 축척해 둘 수 있었기 때문이라고 한다. 지방세포에 축척된 지방은 1kg당 7200Kcal의 열량을 낼 수 있기 때문에 지방이 많은 사람일수록 에너지가 풍부하다. 그런 능력이 포식 시대로 접어든 지금, 비만이나 대사증후군이 되어 우리에게 고통을 준다는 것은 무척 아이러니하다.

지방을 효과적으로 섭취하고 남는 것 없이 활용하려면 주의해서 먹는 수밖에 없다.

먼저 다이어트 중에 피해야 할 것으로 '산패된 오래된 기름(과산화 지방)'이다. 산패된 오래된 기름은 산화력이 강해 세포를 손상시킨다.

그래서 크고 싼 대용량 기름을 사지 말고, 작은 용기에 담긴 기름을 사서 개봉한 후 빨리 사용하는 것도 기름 산화를 예방하는 방법 중 하나이다.

외식할 때는 그 음식점이 항상 새로운 기름을 사용하는지 확인할 수 없으니 함께 무엇을 먹을지가 중요해진다. 구체적으로 '가능한 한 여러 종류의 채소와 과일을 그대로 먹는다', '생선을 먹는다', '지방 배설을 위한 레시틴(lecithin; 세포 구조와 대사 작용에 중요한 인지질 중 하나)을 섭취하기 위해 대두를 많이 먹는다' 등이 산화 기름에 대한 대책이다.

무턱대고 기름을 멀리하지 말고 올바른 지식을 습득하면 다이어트 중이라도 맛있고 만족감 있게 식사를 할 수 있으니 명심하자. 그리고 이왕이면 다홍치마라고 기름의 종류와 선택법을 이해하면 더 잘 이용할 수 있으니 간단히 소개한다.

상온에서 굳은 기름은 포화 지방산이니 가능한 한 먹지 않도록 한다. 우리가 섭취해야 할 기름은 상온에서 액체 상태인 불포화 지방산이다. 불포화 지방산의 종류와 이상적인 섭취 방법은 다음과 같다.

키포인트

| 불포화 지방산의 종류 |

- 오메가9 지방산(올레산) : 올리브 오일이 대표적
- 오메가6 지방산(리놀렌산) : 일반적으로 많이 사용되는 곡물·종자유
- 오메가3 지방산(리놀렌산) : 물고기 오일

| 불포화 지방산 섭취법 |

오메가9(올레산)로 하루에 섭취할 오일의 50~70% 섭취

남은 오일은 오메가6(리놀렌산) : 오메가3(리놀렌산) = 4 : 1 비율로 섭취

우리가 일반적으로 먹는 음식은 이 비율이 20대 1 정도다. 매일 영양을 제대로 섭취하기 위해서라도 영양제를 활용하는 것도 좋다.

수면법

36

복합 탄수화물을 늘리고
단순 탄수화물은 줄여라

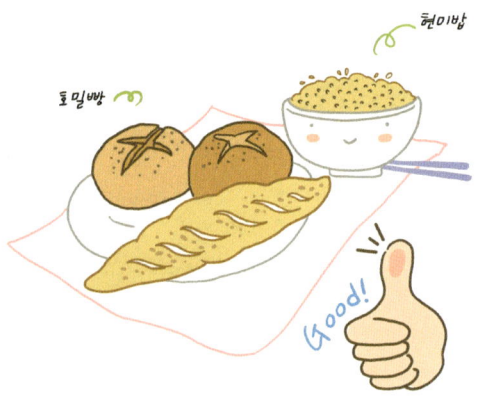

다이어트 식사 규칙 중 하나에 '흰색보다 색깔 있는 것', '가루보다 알갱이'라는 법칙이 있다.

이 규칙을 따르면 살찌지 않는 식사를 하면서 필요한 영양소를 섭취할 수 있어서 일석이조이다.

구체적인 예로 흰쌀밥보다 현미, 달달한 빵보다 배아 빵을 섭취하자.

배가 고플 때 허기를 달래려고 과자를 조금 먹었더니 얼마 있다 강한 공복감이 밀려와 결국 멈추지 못하고 끝까지 먹고 만 경험이 있을 것이다.

이는 정제한 곡물이나 설탕 때문에 일어나는 현상이다. 정제한 곡물이나 설탕을 섭취하면 급격히 상승한 혈당치를 억제하려고 대량의 인슐린이 분비되고, 이 인슐린이 체지방을 축적해 신진대사가 원활하지 않은 몸을 만든다.

흰색 음식이나 가루 음식을 먹을 때는 그 전에 샐러드나 해조류와 같은 식이 섬유를 대량으로 섭취해 체지방 증가를 억제하자.

조금만 먹는 방법에 신경 쓰면 살찌지 않는 몸이 된다.

수면법

37

다이어트의 성공 여부를 좌우하는 미량 영양소

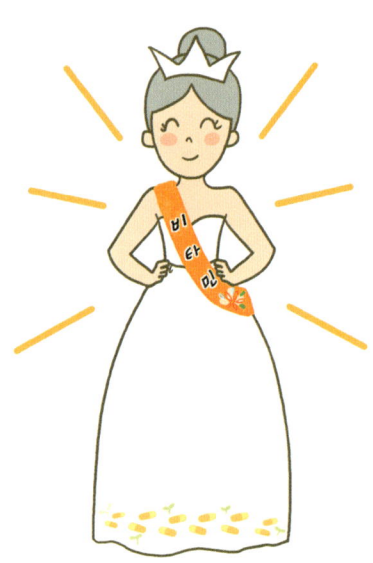

아름답게 살을 빼기 위해 필요한 영양소가 몇 가지 있는데, 비타민도 그중 하나이다.

비타민과 미네랄은 자동차에 비유하면 엔진 오일에 해당한다. 몸을 움직이는 직접적인 힘을 발휘하는 것은 아니지만 힘을 발휘하는 데 꼭 필요한 숨은 조력자이다.

먼저 비타민 C와 비타민 B군에 대해 알아보자.

● 비타민 C

콜라겐 생성에 반드시 필요한 보조 효소이다. 하지만 몸에서 직접 비타민 C를 만들 수 없고, 음식 속 비타민 C는 열에 약하고 물에도 녹기 쉬운 특징이 있다.

또한 필요 이상으로 섭취해도 남은 양이 소변으로 배설된다. 비타민 C를 항상 몸 속에 유지하기 위해서는 영양제를 섭취하는 등 일정 시간 간격으로 꾸준히 보충해야 한다.

● 비타민 B군

에너지 대사를 위해 반드시 필요한 것이 비타민 B군이다.

신진대사뿐만 아니라 새로운 세포 생성, 소화 기능, 피부 건강, 수면 개선에도 영향을 미치므로 충분히 섭취해야 한다.

이것도 한 종류만 듬뿍 섭취하기보다 B군 전체를 빠짐없이 섭취하는 것이 좋다. 필요한 곳에 각각 배치하면 원활하게 에너지가 사용된다.

미네랄도 몸에서 직접 만들 수 없는 미량 원소이지만 신체를 만드는 재료이며 조절 역할을 하기 때문에 없어서는 안 된다.

몸 구성 성분 안에 흩어져 있어 몸이 완전하게 건강을 유지하도록 하는 역할을 한다. 원래 생명은 바다에서 탄생했는데, 그 흔적이 지금까지도 몸 속에 남아 있다고 보는 견해도 있다.

만약 뼈 건강을 위해서 칼슘을 섭취하는 사람이 있다면, 마그네슘과의 균형을 생각하며 섭취해야 한다.

칼슘만 많이 섭취하면 마그네슘이 다량으로 배출되기 때문에, 칼슘 과잉으로 신장 결석의 위험도가 커진다.

이상적으로 섭취하는 방법은 칼슘 대 마그네슘을 2대 1로 섭취하는 것이다.

마그네슘 자체에는 혈압 조절, 신경 전달 물질의 일종인 세로토닌(serotonin), 가바 생성 보조 효소의 역할이 있으니 깊은 수면을 하고 싶은 사람에게 없어서는 안 되는 것이 미네랄이다.

그리고 최근에 많이 거론되고 있는 것으로 아연이 있다.

아연은 세포 분열이나 유전자 정보에 관여해 생명과 직결되는 미네랄이다. **인스턴트식품이나 스낵 등을 많이 먹으면 아연 흡수가 저해**되니 주의하기 바란다. 되도록이면 아연을 많이 함유한 조개류를 많이 섭취하자.

수면법

38

현대인에게
절대적으로 부족한
비타민과 미네랄

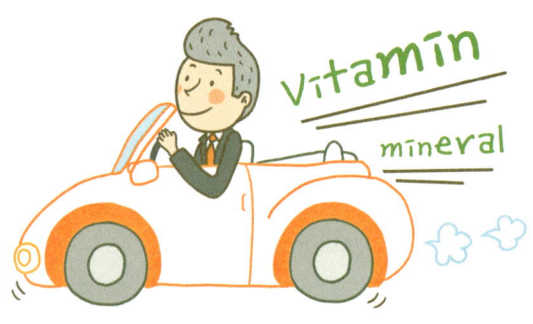

'건강과 미용, 그리고 다이어트를 위해 일단 비타민이 풍부한 채소를 먹으면 된다.'

이렇게 생각해서 채소를 열심히 먹어도 함정이 있을 수 있다. 최근 문제가 된 것이 **채소 자체의 영양소가 줄었다는 사실**이다.

일본 문부과학성(文部科学省)의 과학기술·학술심의회 자원조사분과회가 조사해 발표한 '제4회 개정판 일본식품 표준 성분표(四訂版日本食品標準成分表)'(1982년)와 '제5회 개정판 일본식품 표준 성분표(五訂版日本食品標準成分表)'(2000년)의 수치로 비교 확인한 결과 채소 100그램당 비타민 C 함유량이 당근은 7mg에서 4mg, 토마토는 20mg에서 15mg, 시금치는 65mg에서 35mg으로 대폭 줄어들었다는 놀라운 사실을 알 수 있다.

50년 전인 1950년에 발행된 최초의 '일본 식품 표준 성분표'와 비교하면 차이가 더욱 심한 것을 알 수 있다.

예를 들어, 시금치를 살펴보면 1950년에는 100mg당 비타민 C 함유량이 150mg이던 것이 1982년에는 반 이하인 65mg이며 2000년에 들어서서는 35mg까지 급격히 줄었다. 보기에는 똑같은 채소라도 영양은 **50년 전의 약 5분 1로 감소**했다.

이 밖에도 비타민 A, 철분, 칼슘 등, 채소가 영양실조라고 할 정도로 영양소가 저하되고 있다.

영양가가 낮아진 원인은 다양하다. 먼저 토양이 메마른 점을 꼽을 수 있다. 화학 비료를 사용해 토지에 있어야 할 영양소가 줄어들어 채소에 충분한 영양이 흡수되지 않는 것이다.

이에 더해 인공 재배로 빠른 시간에 수확, 운송하는 공급 방법이 발달하고 첨가물로 가공해 간편식으로 편의점에 공급되는 판매 방법이 개발된 점도 영양가가 낮아진 이유로 추측된다.

현대인이 '칼로리는 충분한데 영양실조'에 걸리는 모순을 유발하며, 건강하지 못하게 살이 찌는 원인이 되기도 한다.

우리 몸은 언제나 솔직하다.

'영양이 부족하다'고 느낀 몸은 '더 필요하다'는 사인을 보낸다. 이를 우리는 '음식이 부족하다'고 받아들인다.

칼로리는 충분해도 미량 영양소가 부족하면 몸은 만족하지 않는다.

"어쩐지 모자라게 먹은 것 같아."

"뭔가 더 먹고 싶어."

"조금만 배가 고파도 바로 뭔가 집어 먹게 돼."

이와 같은 의견에 공감하는 사람이라면 미량 영양소 부족일지 모른다.

이럴 때 과자 등을 먹으면 현대인 특유의 '출렁살 비만 악순환'

이 시작된다. 근육량이 줄고 미량 영양소가 부족한 두루뭉술한 몸이 될 것이다. 몸은 크지만 20년 후에는 기능이 고장 난다.

그리고 살을 빼려고 칼로리만 줄이는 다이어트를 하면 요요 현상으로 곧 다시 살이 찌거나 쉽게 감기에 걸린다.

우리가 목표로 하는 몸은 뼈와 근육과 내장 등 모든 것이 세포부터 제대로 완성된 아름답고 탄탄한 몸이다.

이를 위해서는 미량 영양소를 적극적으로 섭취해야 한다.

수면법 39

제7의 영양소 '피토케미컬'을 섭취하는 방법

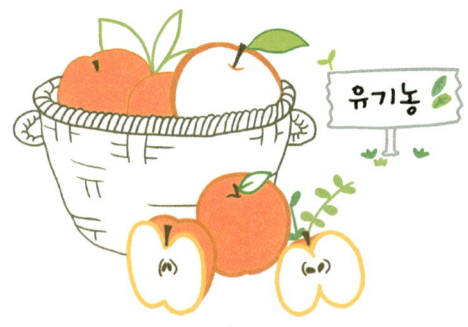

우리 몸을 녹슬지 않게 하며 건강하고 아름답게 날씬해지는 데 필요한 영양소가 있다.

바로 '피토케미컬(Phytochemical; 식물 화학 물질)'이다. 폴리페놀(Polyphenol)과 이소플라본(Isoflavone), 리코펜(Lycopene)과 타닌(Tannin) 등 현재까지 약 2만 종 이상의 피토케미컬이 발견되었고, 매년 새로운 종류가 발견되는 영양소이기도 하다. 언제까지나 젊고 건강하기 위해서는 적극적으로 피토케미컬을 섭취해야 한다.

피토케미컬은 모두 식물에서 유래하는데, 이유가 있다.

식물은 스스로 이동할 수 있는 동물과 달리 뿌리를 내린 곳에서 움직일 수 없다. 즉, 씨가 떨어진 환경에서 벗어날 수 없는 상태에서 성장해 자손을 번식시켜야 한다.

그래서 자외선의 피해와 벌레 등으로부터 자신을 지키기 위해 기적의 영양소인 피토케미컬을 만들게 된다.

피토케미컬은 동물 체내에서는 생성되지 않는다. 그러므로 초식 동물이 식물을 먹고 육식 동물이 초식 동물의 내장을 먹는 먹이사슬은 결국 피토케미컬을 체내에 받아들이기 위한 '피토케미컬 사슬'이다.

인간도 동물이라 체내에서 피토케미컬을 만들 수 없다. 그럼 어떻게 피토케미컬을 섭취해야 할까?

포인트는 '음식에서 섭취하는 것'과 '섭취 방법'에 있다.

피토케미컬은 주로 채소와 과일에 많이 함유되어 있는데, 중요한 점은 먹는 방법이다. 추천하고 싶은 방법은 통째로 먹는 것이다. 채소나 과일을 통째로 그대로 먹는 것이다. 그것도 유기농으로 재배한 것을 수확 직후의 신선한 상태로 가능한 한 빨리 먹자.

그러나 식물에 듬뿍 담긴 피토케미컬은 열에 파괴되거나 물에 씻겨 나가지 않은 상태로 섭취하는 것이 좋지만, 현실적으로 불가능하다. 대부분 조리하는 단계에서 반드시 채소를 씻거나 가열하기 때문이다.

그렇기 때문에 일반적인 식습관대로 조리하면 피토케미컬을 충분히 섭취할 수 없다. 일단 스테인리스 재질의 무수분 조리기를 사용해 영양분이 빠지지 않게 요리하자.

그리고 식생활로는 섭취할 수 없는 영양을 보충하기 위한 영양제도 필수이다.

기본적으로 몸을 건강하고 아름답게 만드는 데 필요한 영양소를 일상생활의 식사로 섭취해야 하지만, 피토케미컬과 같이 식사만으로는 도저히 섭취할 수 없는 것도 있다. 이런 경우에는 영양제를 활용하는 것이 현명하다.

식사 대신에 영양제를 섭취하는 것이 아니라, 어디까지나 보조적으로 활용하자는 말이다.

요즘은 다양한 종류의 영양제를 어디서든 손쉽게 살 수 있는 시대이다. 건강하고 아름다운 몸을 유지하려면 어떤 영양제를 선택해야 할까?

다음 장에서는 영양제 선택법에 대해 설명하겠다.

수면법

40

영양제도
고르는 법이 있다

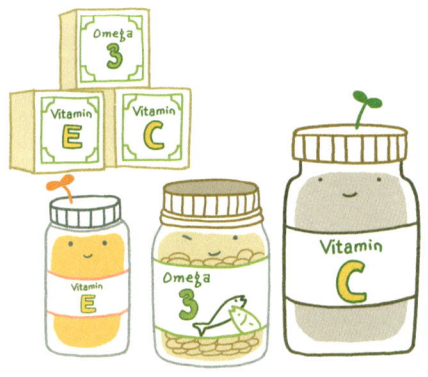

"종류가 너무 많아서 무엇을 골라야 할지 모르겠어."

영양제를 사러 가서 곤란했던 경험이 있을 것이다. 건강하고 아름다운 몸을 갖기 위해서는 다양한 영양제 중에서 '진짜'를 골라내야만 한다.

여기서 품질을 고집한 영양제를 선택하는 방법을 소개한다.

우리가 반드시 신경 써야 할 포인트는 단 두 가지이다.

체크 포인트 ✓

☐ 유효 성분은 무엇이고 원료는 어떤 재료를 썼고 가공 방법은?
☐ 첨가물은 어느 정도 함유되어 있는가?

두 가지를 체크하는 이유는 유효 성분은 영양제의 생명이기 때문이다. '원료가 천연일 것', '농약을 사용하지 않은 유기농일 것', '작물을 그대로 가공할 것' 필수적으로 이 세 가지 기준을 만족해야 한다.

그리고 제품을 싸게 만들려면 합성 비타민을 사용하면 되는데, 합성 비타민은 많이 섭취하면 위험하다고 알려져 있다. 어디까지나 천연 재료여야 한다는 것이 보조 '식품'의 조건이다.

식물을 재배할 때 농약을 얼마나 사용했는지도 걱정되는 부분이다. 잔류 농약은 몸을 녹슬게 한다. 영양제로 영양을 섭취하려는데 잔류 농약까지 함께 섭취한다면 주객전도이다.

또한, 영양제 제조 회사 중에는 원료 조달을 하청 업체에 맡기는 곳도 있다. 이렇게 되면 원료의 안정성을 판매처에서도 보장할 수도 파악할 수도 없는 일이 발생한다. 기본이 되는 원료가 안전하지 않다면 아무리 제조 업체가 확실해도 의미가 없다.

영양제의 원료가 되는 식물을 재배하는 산지와 밭까지 파악할 수 있는 것이 진짜이다. 원료 산지에 신경 쓴 영양제를 선택하자.

가끔 천연 작물에서 '추출'한 비타민 영양제가 있다. 문제가 없는 듯 보이지만, 이것도 주의가 필요하다.

이유는 비타민을 '추출'했기 때문이다.

왜 추출이 문제가 되는 것일까?

앞에서 설명했지만 피토케미컬은 채소나 과일을 그대로 모두 먹어야 영양소를 섭취할 수 있다. 이를 '추출'해 버리면 부분적으로 버리는 부분도 생기기 마련이다.

즉, 추출하면 채소나 과일을 전부 먹었다고 할 수 없다. 따라서 피토케미컬을 충분히 섭취할 수 없다.

'천연 작물을 유기 농법으로 만들어 그대로 가공한 것'이어야 한다는 것을 명심하면서 영양제를 선택하자.

다음은 첨가물이다.

첨가물은 영양제로 인해 문제가 생겼을 때 가장 먼저 원인으로 지목되는 것이다.

첨가물은 영양제의 형태를 유지하고 섭취하기 쉽도록 만드는 데 꼭 필요하지만, 사용량이 적을수록 좋다.

이유는 병에 걸렸을 때 필요에 따라 먹는 의약품과 달리 영양제는 '식품'이기 때문이다. 섭취하려는 영양소 이외의 것은 섭취하지 않는 편이 좋다.

그럼 어느 정도 비율로 첨가물이 사용되고 있을까?

사실 시판 영양제에는 첨가물이 50~90% 함유되어 있다고 한다.

여러분이 매일 먹는 영양제는 어떤가?

지인 중에 영양제를 만드는 연구원이 있다. 제조 당사자에게 들은 첨가 물량 확인 방법을 여기서 살짝 공개한다.

먼저 제품 용기의 성분 표시를 보자. 유효 성분이 'ㅇㅇmg', '△△mg'으로 표시되어 있을 것이다. 그리고 한 개의 질량 '××mg'을 확인하자. 이 수치를 바탕으로 한 개의 질량에서 유효 성분을 빼면 첨가 물량을 알 수 있다.

키포인트

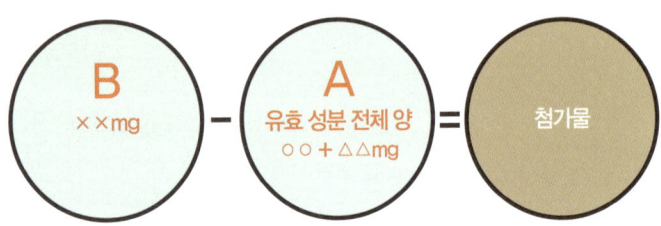

이때 알게 되는 것이 있다.

B에 해당하는 '한 개당 질량'이 표시되지 않은 제품이 많다는 사실이다. 이유는 무엇일까?

제조 업체는 첨가물이 어느 정도 들어가 있는지 숨기고 싶은 것이다.

이를 반대로 생각하면 한 개당 질량을 표시한 제조 업체는 양심적으로 첨가물 내용을 밝히고 있다는 뜻이 된다. 즉, 신뢰할 수 있다는 말이다.

'천연 작물을 유기 농법으로 만들어 그대로 가공했으며 첨가물이 극히 적은 것'이다.

결론적으로 이런 영양제가 진짜라는 걸 알 수 있다.

매일 몸을 복원하고 재생하기 위해서 진짜 영양제를 몸의 원료로서 섭취할 필요가 있다.

일상생활에서 부족한 영양소를 진짜 영양 보조 식품으로 보충해 언제까지나 날씬하고 탄탄하며 아름다운 몸을 가꾸자.

수면법

41

물 마시는 방법 하나로
신진대사를 촉진한다

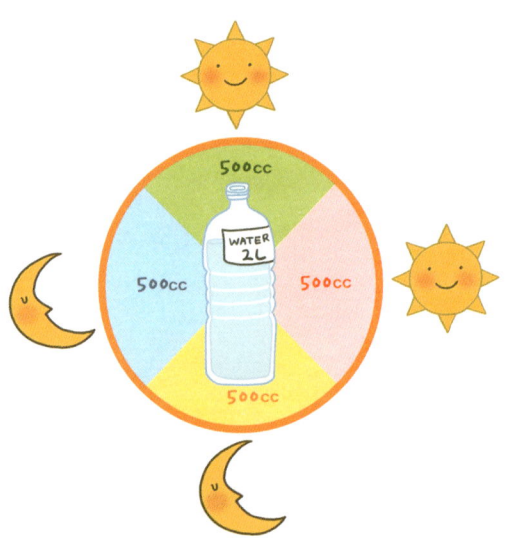

"나이가 들면 신진대사가 나빠져 살이 안 빠져."

이렇게 한탄하는 사람이 있다. 그런 사람에게 나는 항상 "물을 충분히 마시세요!"라고 말한다.

물을 많이 마시면 노폐물이 배출되기 쉬워 신진대사도 올라가기 때문이다.

또한, 체온보다 낮은 온도의 물이 들어가면 몸은 적극적으로 열을 발생하려 운동하게 되고 지방을 태운다. 끓인 물은 위에 좋아 노년층에게 좋지만, 젊은 사람은 물을 덥히지 않고 마셔야 다이어트 효과를 볼 수 있다. 그렇다고 일부러 차갑게 만들지는 말자. 실온으로 충분하다.

구체적으로 하루 2리터를 기준으로, 500cc씩 4번에 나눠 마시자. 오전, 오후, 저녁 이후에 한 번씩 마시고 나머지 500cc는 식사할 때 마신다.

이것만으로도 노폐물이 사라져 몸속이 깨끗해진다.

수면법

42

'좋은 물'을 마실 수 있는 정수기 선택법

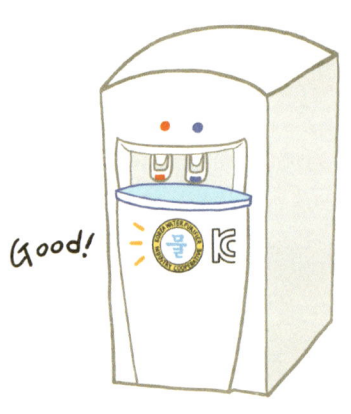

아름답게 살을 빼기 위해 꼭 필요한 물은 양질의 것이어야 한다. 가정에서 언제든지 양질의 물을 마시기 위해 신경 써서 정수기를 골라 보자. 정수기 선택법에 대해 알아보자.

정수기 인증 기관에 주목하면 좋은 것을 찾을 수 있다. 한국에는 '한국 정수기 공업협동조합(KOWPIC)', 일본에는 '일본규격협회(JIS)', 국제적으로는 '국제위생협회(NSF)'가 있다. 이중에서 제조 업체의 입김이 작용하지 않는 제3의 기관이 NSF이다.

NSF 인증은 실제로 오염 물질 제거법 성능 기준으로 악취를 판정하고 정수기 자체에서 유해 물질이 배출되는지 여부를 철저하게 조사한다. 물을 공급하는 과정에서 자외선 등으로 미생물을 살균하는지도 평가한다. 이 밖의 검사까지 5년 동안 6번의 검사를 실시한다.

KOWPIC 내의 정수기 품질 인증 센터의 기준 및 규정에 합격한 정수기 제품에는 인증 마크가 붙는다. 이 인증 마크는 정부가 인증한 유일한 품질 표시이기 때문에 안심하고 마셔도 된다.

여기에 NSF의 인증 표시까지 있다면 당연히 선택할 것을 추천한다.

수면법

43

다이어트에 반드시 필요한
디톡스의 목적

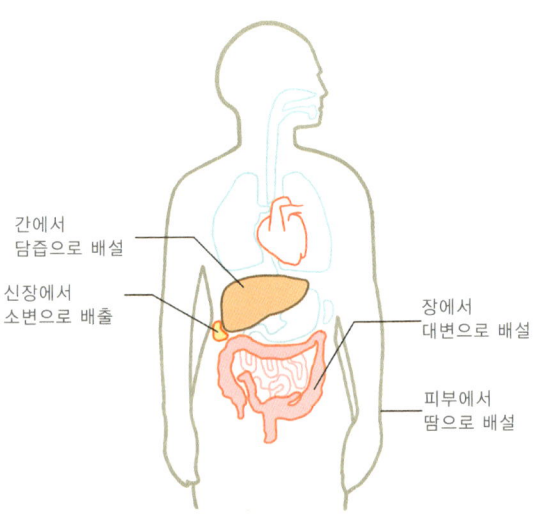

간에서
담즙으로 배설

신장에서
소변으로 배출

장에서
대변으로 배설

피부에서
땀으로 배설

'몸속의 불필요한 것을 버리고 밖에서 필요 없는 것을 넣지 않는다.'

이것이 디톡스의 목적이다. 탄탄한 몸을 만들기 위해 꼭 필요한 부분이다.

> **키포인트**
>
> - 신장에서 소변으로 배설
> - 간에서 담즙으로 배설
> - 피부에서 땀으로 배설
> - 장에서 대변으로 배설

우리 몸은 이렇게 4중으로 방어막을 치듯이 여러 장기에서 디톡스 활동을 한다.

어느 것이나 물이 충분하지 않으면 제대로 기능을 할 수 없다는 사실은 디톡스 장기의 종류만 봐도 알 수 있다.

장에서 디톡스를 하려면 물과 함께 '식이 섬유', '장내 세균'이 필요하다.

수면법

44

좋은 박테리아를 많이 키우자

몸속 위에 들어가도 죽지 않는 좋은 박테리아!

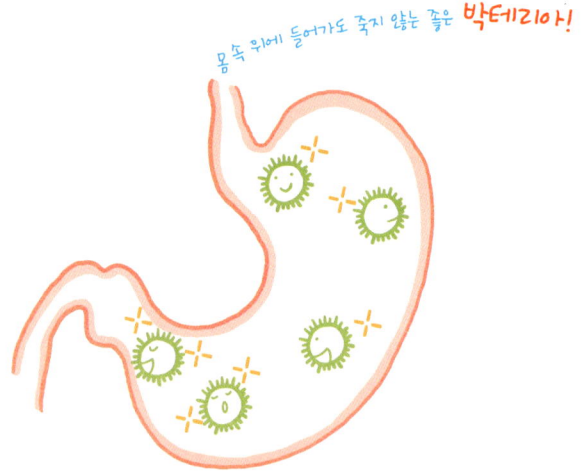

내장을 깨끗하게 만들기 위해 필요한 것이 디톡스이다. 사실 우리는 몸속의 물질로 셀프 디톡스가 가능하다.

셀프 디톡스의 주연은 장내에 잠복한 좋은 박테리아(선옥균)이다. 장 안에는 400종류 이상의 장내 세균이 살아 있어 쌓아 놓은 변의 해독을 돕는다.

지금도 장 안에 살고 있는 좋은 박테리아는 우리 몸을 안쪽부터 깨끗하게 만들고 있다.

설사할 때 정장제를 처방받을 때가 있는데, 이는 정상일 때 작용하는 좋은 박테리아를 몸에 넣기 위해서이기도 하지만, 장내 세균이 배출되기 때문에 이를 보충하려는 목적도 있다.

일상생활에서도 좋은 박테리아를 몸에 넣으려고 할 때 유산균 음료를 마신다. 이때 위산 등 소화액에 파괴되지 않고 살아서 장까지 가는 '프로바이오틱스(Probiotics)'를 섭취하는 것이 좋다.

좋은 박테리아를 많이 키워 반짝반짝한 '장 미인'이 되자.

수면법

45

의외로 모르는
'식이 섬유' 관련 지식

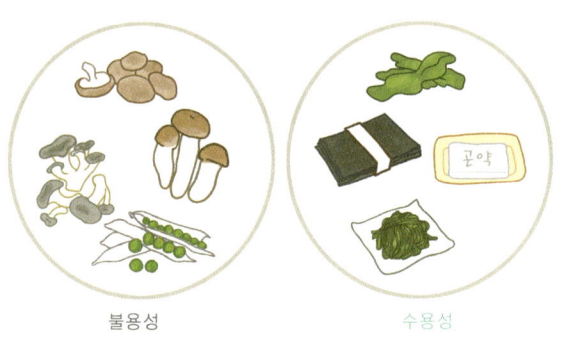

불용성　　　　수용성

다이어트 중일 때 식사는 '기름진 것 등 고칼로리 음식을 먹기 전에 식이 섬유가 풍부한 음식물부터 먹자. 그러면 불필요한 지방을 섭취하지 않는다'고 앞에서 말했다.

이 식이 섬유에는 사실 두 종류가 있다.

하나는 '불용성 식이 섬유'로 물에 녹지 않는 대신 수분을 흡수한다. 대변의 부피를 크게 만들어 장내를 자극하여 변을 보기 쉽게 한다.

또한 배가 부르다고 느끼게 하는 것도 불용성 식이 섬유이다. 식품으로는 버섯류나 콩류가 대표적이다.

다른 하나는 '수용성 식이 섬유'로 좋은 박테리아의 먹이가 되어 장내 환경을 개선하는 데 도움을 준다. 해조류나 곤약과 같은 식품이 해당된다. 좋은 박테리아가 활발히 활동하도록 수용성 식이 섬유를 적극적으로 먹자.

수용성 식이 섬유를 먹는 비결은 물과 함께 섭취하는 것이다. 그러면 수용성 식이 섬유의 움직임이 더욱 좋아진다.

수면법

46

식욕은 의식하면 제어할 수 있다

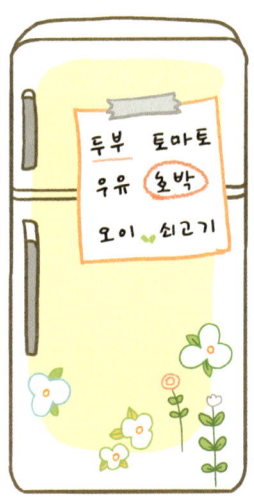

"배가 고픈 것도 아닌데 간식을 먹게 돼."
"식후에 디저트 먹는 게 습관이 됐어."

다이어트 중인데도 간식이나 과자의 유혹을 이기지 못할 때가 많다. 오히려 다이어트 중이기 때문에 더욱 먹는 것을 의식할지 모른다.

식욕을 제어하려면 어떻게 해야 할까?

기본적인 사항이지만 다시 한 번 점검해 보자. 다이어트 중에 식욕을 억제하는 포인트는 다음 세 가지이다.

키포인트

① 먹을 것을 손이 닿지 않는 먼 곳에 둘 것
② 집에 먹을 것을 두지 말 것
③ 필요한 식재료만 살 것

각 항목을 자세히 살펴보자.

① 먹을 것을 손이 닿지 않는 먼 곳에 둘 것

먹을 것은 보이지 않는 곳에 넣어 두자. 먹을 것을 가까운 곳에 두면 집안일을 하거나 독서하는 동안 또는 텔레비전을 보면서 짬

짬이 바로 집어 먹게 된다.

② 집에 먹을 것을 두지 말 것
간식이나 전자레인지로 데워 먹는 요리 등 금방 먹을 수 있는 즉석식품 등은 집에 두지 말자. 식사할 때만 그릇에 담아 먹을 수 있도록 하는 것도 효과적이다.

③ 필요한 식재료만 살 것
비상용 저장식 외에는 한꺼번에 식재료를 사지 말자. 마트에서 세일하는 것을 한번에 구매하는 것도 금물이다.

눈앞에 있는 맛있어 보이는 과자를 먹지 않고 놔두는 것은 어렵지만, 과자가 보이지 않는다면 먹고 싶은 생각도 들지 않는다. 먹는 것을 보고 참을 자신이 없다면 사지 않으면 그만이다. 몸은 날씬해지고 지갑은 두둑해져 행복이 배가 된다.

또한 마트에 갈 때 주의할 점이 있는데, 배가 고플 때는 가지 않는 것이다. 자주 듣는 말이지만 실천하는 사람은 의외로 많지 않다.

최근에는 대형 마트나 동네 마트도 주문하면 배달해 주는 곳이 많이 생겼다. 따라서 식재료를 필요한 만큼만 사는 것이 가능하다. 이것은 어디까지나 일상생활에 필요한 식재료를 택배로 구매하자는 말이지 과자를 한꺼번에 사라는 뜻은 아니다.

  다이어트를 잘하게 되면 현명한 생활의 지혜도 자연스럽게 몸에 익힐 수 있다.

수면법

47

편의점에서 간식을 사지 말자

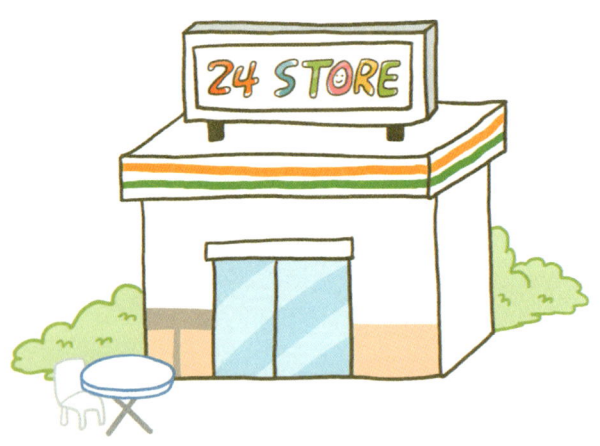

외출했다가 집에 돌아갈 때 습관적으로 편의점에 들르는 사람은 꼭 주의하자. 살 빼기 어려운 몸으로 만들고 있을지 모른다.

목적도 없이 '그냥' 가게에 들어가는 사람은 더 큰 위험 신호가 깜빡이고 있다. 살찌지 않는 몸을 만들고 싶은 사람은 목적도 없이 먹을 것의 유혹으로 가득 찬 곳에 들어가 과자나 디저트를 '무심코' 사지 않는다.

실험적으로 오늘부터 편의점에 가지 않도록 해보자. 그리고 과자나 디저트를 살 때 쓰게 될 돈을 지갑에서 꺼내 '오늘 열심히 한 저금'이라고 생각하고 돼지저금통에 저축하자. 군것질을 위해 편의점에 들르지 않은 것에 대해 포상하는 것이다.

돈이 모이면 화장품이나 액세서리 등 몸에 걸치거나 일상에 필요한 것으로 구입해 보자. 그것을 사용할 때마다 유혹을 물리친 자신을 떠올리게 된다면 다이어트에 성공했다고 할 수 있다.

수면법

48

즐겁게 먹으면
살이 잘 찌지 않는다

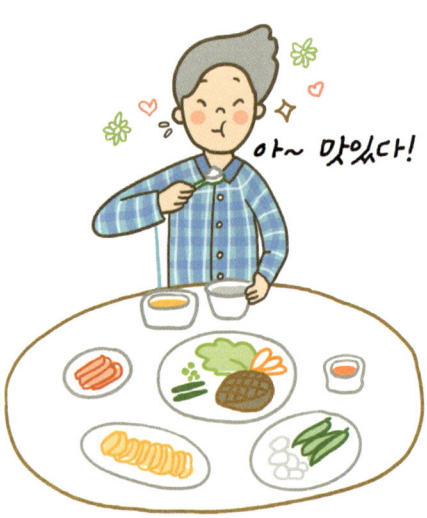

즐거운 마음으로 식사했을 때와 우울한 마음으로 식사했을 때, 어느 쪽이 더 쉽게 살찔까?

즐겁게 밥 먹는 사람일수록 쉽게 살찌지 않는다는 자료가 있다. 농담처럼 들리겠지만 의학적으로 증명된 사실이다.

식사를 하면 위에서 소화 흡수되는데 이때 몸은 열을 발생한다. 밥을 먹은 후 몸이 따뜻해지는데, 이 따뜻함을 '식사 유발성 열 생산(DIT; Diet induced thermogenesis)'이라고 한다. **하루 에너지 중 약 10%가 식사 유발성 열 생산으로 소비된다**고 알려져 있다.

행복한 마음으로 즐겁게 밥을 먹으면 그 뒤 소화 흡수도 안정된다. 스트레스가 많은 상태에서는 소화 불량이 일어나기 쉬우며 식사 유발성 열 생산도 낮아진다.

다이어트 중에 무엇을 먹는지도 중요하지만, 어떤 마음으로 먹는지도 크게 영향을 미친다는 것은 매우 흥미로운 사실이다.

수면법

49

천천히 먹으면
포만감을 빨리 느낀다

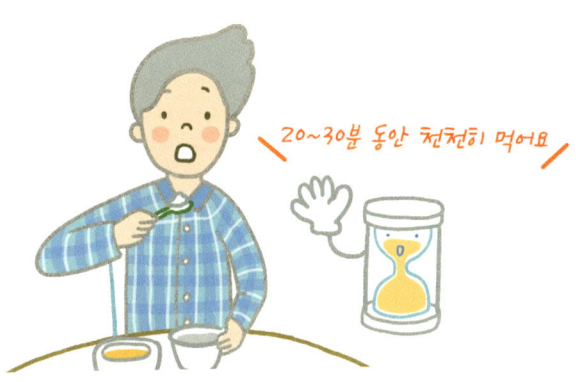

20~30분 동안 천천히 먹어요

'잘 씹어 먹으면 쉽게 살찌지 않는다'는 말은 진실이다.

식사를 시작해 섭취한 영양소가 뇌 가장 안쪽에 있는 시상하부라는 식욕 제어 중추에 도착할 때까지 걸리는 시간은 10분에서 15분이다.

그런데 밥을 마치 물 마시듯 '허겁지겁 먹어 버리면' 포만감 중추가 만족될 때에는 이미 과식해서 칼로리를 과하게 섭취한 상태가 된다.

사실은 배고플 때 과식하지 않도록 하는 비장의 무기가 있다.

본격적으로 식사를 시작하기 전에 껌을 씹거나 말린 오징어를 먹는다. '씹기'라는 기계적 움직임은 그 자체로 포만감 중추를 자극한다. 따라서 식사 전에 '씹기'를 잘하면 식욕을 억제할 수 있다.

잘 씹고 천천히 먹는 것은 외식할 때도 응용 가능한 편리한 방법이니 꼭 기억해 두길 바란다.

수면법

50
집에서는 채소 중심으로 먹고 영양의 균형을 맞춰라

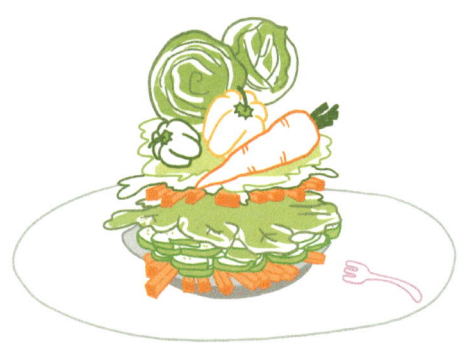

평소에도 채소 섭취가 부족하다고 느끼는 사람이 의외로 많다.

혼자 사는 사람은 물론이고 도시락으로 끼니를 때우거나 외식을 자주 하는 사람은 채소 섭취가 부족하기 십상이다. 다이어트 중이라면 더더욱 채소를 먹어야 하는데, 어떻게 하면 좋을까?

해답은 '집에서는 채소를 의식적으로라도 많이 먹는 것'이다. 외식으로 스테이크 등 양식을 먹을 때는 함께 나오는 소량의 샐러드 정도를 섭취하는 경우가 많아 제대로 채소를 먹었다고 할 수 없다. 삼겹살 등 고기를 먹을 때도 그냥 고기만 먹지 말고 상추 등 쌈 채소에 싸서 먹도록 한다.

가정에서 먹는 된장국이나 수프에 채소를 듬뿍 넣어 보자. 채소 조림이나 찐 채소를 두 접시만 먹어도 확실히 섭취량이 늘어난다.

'오늘은 낮에도 저녁에도 외식'이라고 하는 사람은 전날이나 다음 날에 '채소의 날'로 정하고 이틀에 걸쳐 섭취 음식의 균형을 맞추는 것도 좋다.

기준은 '이틀 동안 다섯 가지 채소 요리'를 먹도록 스스로 정한다. 아름다운 몸 만들기는 장부터라는 생각으로 채소를 많이 섭취하자.

수면법

51

의사가 만보계를 추천하는 이유

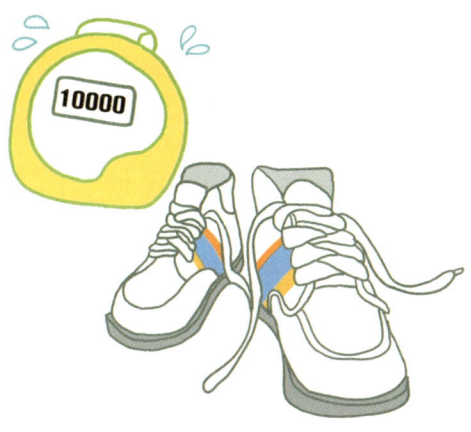

"살은 빼고 싶지만 운동하기는 싫어."
"운동을 시작해도 오래 못해."

다이어트에 좌절하는 사람은 대부분 운동을 좋아하지 않는다. 그런 사람에게는 **반드시 오래할 수 있는 운동**을 추천한다.

필요한 도구는 '만보계' 하나뿐이다. 방법도 간단해 먼저 자신이 매일 얼마나 걷는지 평균적인 수치를 알아본다. 그 걸음에 **1000걸음을 더한 걸음 수를 목표로 매일 걷기만 하면** 오케이! 이것만으로 누구든 무리 없이 오래 운동할 수 있다.

많은 사람이 만보계를 차면 '하루에 만보를 걸어야지!'라며 과하게 걸으려 한다. 그래서는 길게 가지 못한다.

'만나는 곳을 역에서 먼 곳으로 정한다', '버스로 갈 곳을 걸어서 간다' 등 일부러 시간을 들이지 않고도 걸을 수 있는 방법을 찾아 점점 걸음 수를 늘려 가면 무리 없이 오래 갈 수 있다.

만보계를 차면 운동량은 반드시 올라가기 때문에 눈에 보이는 효과를 실감할 수 있을 것이다.

수면법

52

단시간에 다이어트 효과를 높이는 걷기

\ 3~4회 반복하세요. /

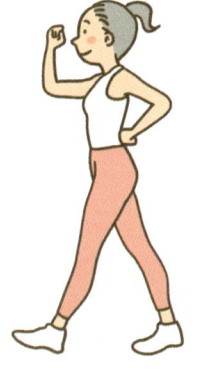
보통 걷기 3분

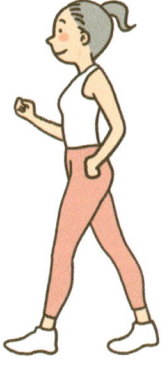
천천히 걷기 3분

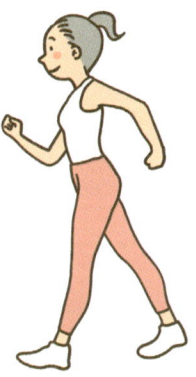
빨리 걷기 3분

몸을 움직이기 싫어하는 사람도 꾸준히 할 수 있는 대표적인 운동이 걷기이다. 특별한 도구 없이 단순히 걷기만 해도 살이 빠져 사랑받는 인기 운동이다.

그런데 걷기에도 트렌드가 있다. 최근 유행하는 것은 '인터벌 워킹'이다.

인터벌 워킹이란 보통 걷기(최대 산소 섭취량의 50%) 30%, 천천히 걷기(최대 산소 섭취량의 30%), 빨리 걷기(최대 산소 섭취량의 70%)를 각각 3분씩 반복해 총 30분을 걷는 것이다.

일본 신슈대학(信州大学)이 실시한 실험에서 호흡기 순환기계의 지구력과 이에 더해 다리 근육에 차이가 생겼다는 보고가 있다.

인터벌 워킹은 같은 시간에 그냥 걷는 것보다 더 큰 운동 효과를 얻을 수 있다. 힘든 운동이 싫은 사람이나 바빠서 시간이 없는 사람도 가볍게 시작할 수 있는 인터벌 워킹에 꼭 도전해 보기 바란다.

수면법

53

꼭 맞는 옷은
인지성 식욕을 줄인다

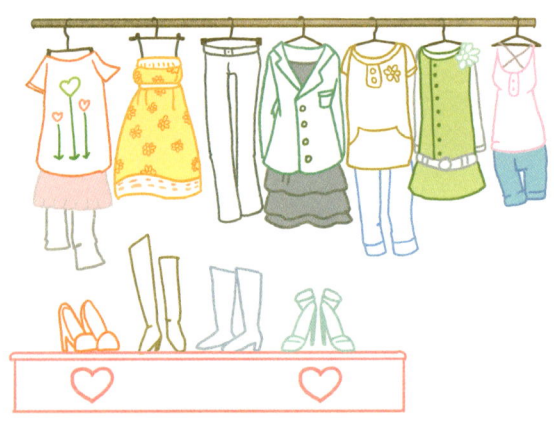

다이어트 관련 프로그램을 보거나 책을 읽는 등 관심은 많지만 실제로 실천하려고 하면 귀찮다는 생각이 앞선다 ….

한 번쯤 이런 경험이 있을 것이다.

식욕을 억제하려면 마트에 갈 때부터 신경 쓰자고 앞에서 말했는데, 한 가지 더 효과적인 방법이 있다.

이는 마음에 드는데 살이 쪄서 입을 수 없게 된 옷을 눈에 보이는 곳에 걸어 두는 것이다.

좋아서 산 옷인데, 살이 쪄서 입을 수 없다면 그것만큼 안타까운 일이 없다. 모처럼 샀으니 그 옷을 그대로 옷장 속에 처박아 두지 말자. 감춰 두고 자신이 살쪘다는 사실을 애써 잊으려고 하면 안 된다.

살쪄서 입을 옷이 없는 것에 대한 반성의 마음을 담아 언제든 눈에 띄는 곳에 두고, 볼 때마다 열심히 다이어트하겠다고 다짐해 보는 건 어떨까?

수면법

54

부작용 없이 '체중을 재는' 습관의 위력

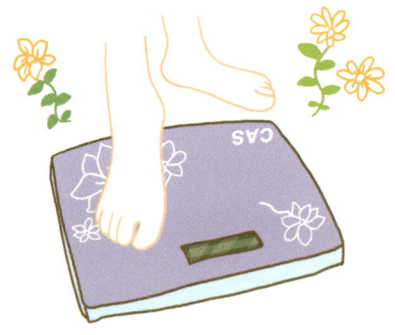

다이어트를 시작했다면 적어도 하루에 한 번은 체중을 재자.

'아침에 일어나 화장실에 다녀와서 바로', '입욕 후', '밤에 자기 전' 등 재는 시간을 정해 두면 체중의 증감을 비교하기 쉽다.

"운동을 꽤 한 것 같은데 생각보다 체중이 줄지 않았어."
"그다지 노력하지 않았는데, 살이 잘 빠지는 건 왜일까?"
"요요가 올 것 같으니까 내일부터 공원을 달려야지."

이렇게 체중의 변화를 알고 자신의 몸에 관심을 갖는 것은 다이어트에도 건강에도 효과가 있다.

또한 다이어트를 시작했다고 해서 매일 체중이 쭉쭉 떨어질 거라는 기대는 하지 말자. 하루에 먹은 것보다 소비한 칼로리가 300Kcal 많다고 해도 1kg의 지방을 빼는 데는 27일에서 28일이 필요하다. 눈에 보이게 체중이 주는 것은 아니다.

매일 체중계를 살펴보면서 천천히 시간을 갖고 아름다운 몸을 가꿔 보자.

수면법

55

전신 거울은 훌륭한 다이어트 코치

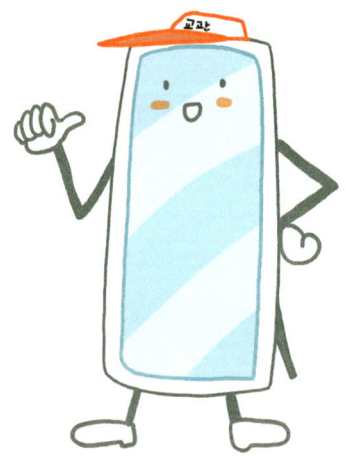

우리에게는 우수한 다이어트 코치가 늘 곁에 있다.

그 정체는 바로 '거울'이다. 전신을 비출 수 있는 큰 거울은 평생의 다이어트 코치이다.

거울은 지금의 나의 모습을 가감 없이 비춘다. 다이어트에 노력한 결과 조금 들어간 배나 방심해서 살찐 허벅지도 숨기지 않고 그대로 비추며 현실을 직시하게 한다. 그렇기 때문에 다이어트 중에 긴장감을 주고 의욕을 고조시킬 수 있다.

건강하고 아름다운 몸을 유지하려면 지금까지 소개했던 것들이 습관이 되어 자연스럽게 몸에 배어야 한다. 그러나 사람이 습관을 바꾸는 데는 3주가 필요하다고 한다. 그 3주를 자세히 관찰하기 위해서라도 거울을 잘 활용하자.

매일 큰 거울에 자신의 모습을 비춰 보자.

그리고 "나는 잘하고 있다! 오늘도 날씬하게!"라며 소리 내어 말해 보자.

거울이라는 유능한 코치가 있기 때문에 여러분은 혼자 다이어트를 하는 것이 아니다.

♦ **마치며**

'수면'과 '건강 및 다이어트'와의 관계가 주목받기 시작한 것은 매우 최근의 일입니다.

지금까지 소개된 다이어트는 식사 제한과 운동이 주를 이루었습니다. 수행하듯 힘든 생활을 보내고 목표를 달성해도 반드시 요요가 따르기 마련입니다.

그리고 "나는 역시 안 돼." 하고 자신을 책망하는 환자를 보면서 내가 느낀 것은 '몸이 탄탄하고 멋있어지는 것 자체는 고통스러운 일이 아니며, 건강해지는 것 또한 편한 방법으로 가능할 텐데…'였습니다.

우리는 쾌적한 현대 생활을 즐기면서도 자연과는 더욱 가까이 지내야 합니다.

그것은 지구에서 생명을 얻은 우리에게 있어 무척 간단하고 본질적인 것입니다.

먼저 자신이 할 수 있는 일을 시작해 보세요. 할 수 있는 것이 늘어나면 '여러분 자신의 미래'가 반드시 보일 것입니다.

   그때 여러분의 몸은 자연스럽게 탄탄하고 건강하게 변신할 것입니다.

더 적극적으로 다이어트를 하고 싶다!
혼자가 아니라 뜻이 맞는 사람과 함께 다이어트를 하고 싶다!
사토 케이코에게 직접 상담하고 싶다!

그런 분은 다음 메일 주소로 편하게 연락하기 바랍니다.
nerudakediet@gmail.com

   책에 대한 소감은 물론 개별적이고 구체적인 고민까지 폭넓게 답변할 테니 걱정 말고 연락하길 바랍니다.

   이 원고를 탈고한 직후에 도쿄대학(東京大学)에서 '체내 시계

진동 원리 해명'에 관한 발표가 있었습니다.

사카디안 리듬의 수수께끼가 드디어 밝혀지게 될 것 같습니다. 지금 나는 변화하는 미래를 보는 것이 무척 기대됩니다.

마지막으로 이 책을 집필하는 데 도움을 주신 모든 분께 마음으로부터 감사를 전합니다.

이 책을 써 미래를 향해 첫걸음을 내디딜 수 있었던 것도, 지금까지 함께 건강을 되찾기 위해 노력한 환자들의 도움이 있었기 때문입니다. 의사 생활 30년 동안 저에게 진료받은 모든 환자에게 감사합니다.

옆에서 첫 저서 집필을 도와주신 가바키 히로시(樺木宏) 씨, 편집자인 아다치 도모아키(安達智晃) 씨에게 많은 신세를 졌는데, 인내하며 많은 도움을 주셨습니다.

연구자의 마음가짐을 가르쳐 주신 시바타 죠(柴田丞) 씨, 그리고 옆에 있어준 동료들, 무한한 감사를 보냅니다.

또한 집필하는 나를 배려해 집안일을 도와준 아들 타쓰야(達

也) 덕분에 시간을 낼 수 있었습니다. 감사합니다. 고맙습니다.

이 책을 읽으신 모든 분께
희망하는 미래가 찾아오기를 ….
이 책이 조금이라도 도움이 되길 바랍니다.

사토 게이코

♦ 참고 문헌

- 안티에이징 의학의 기초와 임상 アンチエイジング医学の基礎と臨床
  일본항가령의학회 전문의 겸 지도사 인정위원회 편/메디컬뷰사

- 혁명 안티에이징 革命アンチエイジング
  로널드 클래츠, 로버트 골드먼 저/이와모토 토비히코 감역/니시무라쇼텐

- 신체혁명 身体革命
  네고로 히데유키 저/가도카와 SS 커뮤니케이션즈

- 사람은 왜 인생의 1/3을 자는 걸까? ヒトはなぜ人生の3分の1も眠るのか?
  윌리엄 C 디맨드 저/후지이 루미 역/고단샤

- 불면의 과학 不眠の科
  이노우에 유이치, 오카지마 이사 편/아사쿠라쇼텐

- 현대의 불면 現代の不眠
  시오미 도시아키 저/메이지쇼인

- 쾌적한 수면 추천 快適睡眠のすすめ
  호리 다다오 저/이와나미쇼텐

- 수면의 과학-왜 잠드는가, 왜 깨는가 睡眠の科学—なぜ眠るのか、なぜ目覚めるのか
  사쿠라이 타케시 저/고단샤

- 수면 교실-밤의 병 睡眠教室—夜の病気たち
  미야자키 소이치로, 이노우에 유이치 편저/신코의학출판사

- 뇌 휴식-뇌 과학과 수면의 새로운 상식 脳を休める—脳科学と睡眠の新しい常識
  니시다 마사키 저/파스토프레스

- 의외로 무서운 수면시 무호흡 증후군 意外とこわい睡眠時無呼吸症候群
  나리이 고지 저/고단샤

- 활성 산소와 채소의 힘 活性酸素と野菜の力
  마에다 고 저, 가나자와 문고 집필 협력/신쇼보

- LUVTELLI Ⅰ
  호소카와 모모 저/호쿠세샤

- LUVTELLI Ⅲ
  호소카와 모모 제작 편집/호쿠세샤

- 진짜로 효과 있는 영양제 선택법 本当に効くサプリメントの選び方
  시바타 죠 저/기노시타데루노부 사무소 출판부

- 일본수면학회 http://jssr.jp/

- 일본비만학회 http://www.jasso.or.jp/

- 일본항가령학회 http://www.anti-aging.gr.jp/

- 일본체력의학계 http://www.jspfsm.umin.ne.jp

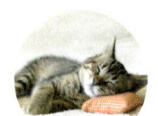